〈フィールドワーク〉

小児がん病棟の子どもたち

医療人類学とナラティヴの視点から

田代　順　著
TASHIRO　JUN

遠見書房

第0章　新版に際して

小児がん病棟で「生きる」人々は、彼らが住まなくてはいけなくなってしまった（小児がん病棟という）世界をどのようにとらえ、どのようにそこで生きて、かつ死んでいくのであろうか？　とりわけ、死に至る可能性も高い「がん」とともに、患児として生きる子どもたちは、自分が新たに「投企」された小児がん病棟という世界を、どのように体験・認識し、そこに「適応」*していくのであろうか？

この本は、小児がん病棟という、がん（この本の場合、血液のがんである白血病児を中心とした）に罹患した子どもら＝患児らの言動・行動を中心に、小児がん病棟世界に関わる人々の語りと行動を記録したフィールドワークの記録、すなわち、小児がん病棟についてのエスノグラフィである。

---

*この場合の「適応」とは、例えば学校世界における適応とは違い、適応できなければ／したくなければ「不登校」という別の選択肢があるような「脱出」可能な「適応」ではない。

小児がんという病気に罹患したために（それを「治療」するという絶対目標のために）、子どもたちや親の前に、小児がんの病棟世界は立ち現れてくる。その世界に絶対「適応」しなくてはいけないものとして。

エスノグラフィとして、この本は、患児を軸として、この小児がん病棟に語りと行動でもって不断に病棟世界を構成し続けている人々の様相を描き出すことになる。また、同病の子ども同士とその親（同士）、医師・ナースなどの医療職がさまざまな位相で織りなす病棟での語りに着目する。いわば、「（血液のがんをベースとする）小児がん」の病棟世界を構成する成員によって織りなされる、その「世界」での語り「合い」に深く関心を払う。それは、その語りが、その社会をどのように描き、また、不断に（語りによって）その社会を更新・改訂・編集しつつ、できるだけ秩序だった形で「病棟社会」が成立するように、個々人のナラティヴとその「やり取り」が、それに対してどのように機能するかをも見ていくことにもなる。

「ナラティヴ」がその社会と、それに伴う関係をいかに構成し、そこの「成員」にどのような社会的行動、コミュニケーションの様相を産出するかを考察する視点として、ナラティヴなアプローチの観点、すなわち、社会構成主義の視座からその社会の構成のされ方と病棟社会における子どもの「社会化」にも言及する。

新たに加筆した９章では、言語が社会を産出するという「社会構成主義」のスタンスにもとづいて、言語が「知覚と感情」に強烈に作用することについて述べ、それが病棟社会での言葉のやり取りとどのようにリンクするのかをみていく試論を提示する。10章では、小児がん病棟における「心理的支援」について述べる。それも、フィールドワークの結果から構想した、小児がん病棟社会の文脈に徹底的に即しての「心理的支援」の形を構想する。これに加えて、とりわけ死別した子どもの家族＝夫婦への「後

治療 - 後介入」の必要性について述べる。そこでは「リメンバリング」という、ナラティヴセラピー由来の「グリーフ」へのアプローチが、子どもと「死別」した家族 = 夫婦に効果的に適用できるであろうことを論じる。

目次

目　次

〈フィールドワーク〉

小児がん病棟の子どもたち

――医療人類学とナラティヴの視点から

なによりも、病《やまい》と闘った子どもたちに。
それを献身的に支えた母親たちに。
そして医師とナースに。
感謝と畏敬を込めて。

第1章　はじまりの語り

最初に「語り」がある。それは、白血病を病む子どもの「語り」だ。そして、その内容は先に死んで逝ったほかの子どもについてである。

（ナースに）トム「ジェニファーがきのう死んだよ。ぼくも同じ病気だよね」
マリア「私は天国でルイス（六カ月前に死んだ子）と遊ぶつもりよ」
アンディ「ぼくは、マリアが死んだのを知っていたよ。マリアのために車がくるのを見たもん」

以上の「語り」は、米国の医療人類学者マイラ・ブルーボンド・ランガー[1]がフィールドワークを行った、白血病児が入院している小児がん病棟でのものである。

このフィールドワークが行われた一九七〇年代半ばの米国では、現在の日本の小児科血液・腫瘍病棟と同様、子どもに対しての病名告知を行っていない。にもかかわらず、子どもは明確に同じ病気の「ほかの子どもの死」を理解・認識し、そのうえ「自分の死」についても言及している。加えて、それらのことを第三者に向かって発話してさえいるのである。では、翻ってわが国の白血病の子どもには、そのような「死への認識」はあるのだろうか。当時に比べれば骨髄移植や薬物療法など治療技術が格段に進歩し、そのために病気の寛解率も上がってきている。ブルーボンド・ランガーがフィールドワークをした当時は、彼女の観察対象となった白血病の子どもは結局全員が死亡している。そのような違いはあっても、現在、悪性血液疾患‐血液のがんとしての白血病が、時として死という転帰に至る重篤な疾患であることには変わりがない。

　ここにあとひとつの「語り」がある。ブルーボンド・ランガーの記述と違って、子どもの「語り」ではない。日本のナースの「語り」である。

　「子どもが、（以前大部屋で一緒で、仲良くしていた）すでに死んでしまった子どもについて、○○君どうしたのと聞いてくることはあります。そのとき、私たち病棟のスタッフはいつもの申し合わせのとおり、自分の家のそばの病院に転院したのよとか、治ったのでおうちに帰ったのよとか言うんです。あれだけ大部屋で仲良くしていたから、その後、ぷっつりと連絡が途絶えてしまうなんてことは、たぶん子ども心にもどうもおかしいと感じるはずなんです。でも、絶対そこから先は聞いてきません。よくよく考えてみればあまり納得できる回答ではないはずなのに、もうそれ以上聞いてこないんです。それに私はこれまで一度も○○君死んじゃったの？　と聞いてくる子どもに会ったことはありません。また、子どもから死に関することを聞かれたり話題として話されたりしたこともいっさいありません」

以上の語りからうかがわれることは、わが国の小児病棟ではどうやら「死」というものへの発話がほとんどないらしいということだ。そこから、前述したブルーボンド・ランガーの子どものあり方とは全く違うベクトルで、子どもたちが闘病しているという様相が浮かび上がってくる。

そこで本論は、白血病を中心とした悪性血液疾患や悪性腫瘍など、小児がんに罹患して入院を余儀なくされたわが国の子どもに焦点を当てる。そして、本来、死がもっとも身近にありながらも、死があらゆる形で忌避され続けるわが国の病棟社会で（つまり自分やそこで出会ったほかの子どもが「死ぬかもしれない／死に逝く」ところで）病気と死に向き合っていかなければならない子ども自身が、自分の死や病気、また、ほかの子どもの病気や死をどう思っているのか、あるいはどのように体験しているのかということに焦点を当てる。

以上のような研究の近接領域としての「小児がんの子ども」に関するわが国の心理的・社会的な研究は、その研究の主軸を、これまではほとんど医師あるいは看護職などの医療従事者が担ってきた。そして、彼らが医療や看護の枠組みと立場、およびその視点からの研究を行ってきた。例えば、駒松仁子ら(2)が行った、過去十年間に入退院した子どもの両親を対象にした半構造化面接による、告知や子どもの病気認識などに関わるレトロスペクティブな調査研究。トータルケア、すなわち医学的治療や看護的ケアだけでなく、がんの子どもとそれを支える両親に対し、社会全体からのアプローチの必要性を訴える西村昂三[3]の研究。藤原千恵子[4]や細谷亮太ら[5]による子どもへの病名告知問題を軸として、子どもとその家族への関わり方を論じるもの。あるいは、木部則男ら[6]、斉藤礼子[7]のターミナルケアでの子どもの精神保健的諸問題を論じるものなどがある。また、ソーシャルワークの分野での池田文子[8]、小児がん看護から才木クレイグヒル滋子[9]の、がんで子どもを失った母親への回顧的な聞き取り調査などがある。

しかし、とりわけ身体疾患を対象とする医療現場に医療従事者以外の研究者が、例えば本論のように、医療人類学的な視点でフィールドワークを行い、「病気の子どもが体験している世界」とそこから見えてくる「病棟社会」をまるごと研究対象にしたものはわが国では皆無である。これに関し、医療人類学者の波平恵美子[10]は、看護における文化人類学的研究方法をめぐる鼎談の中で、日本の医療現場に医療従事者以外の研究者が入って、フィールドワークと参与観察をベースにした人類学的研究をすることはきわめて困難だと指摘している。なぜなら、そのような研究は、調査対象の利害関係を明らかにしたりするので、日本の臨床医療の現場にはなじまないし、したがって、それらの場へのフィールドワークの施行は全く困難であると指摘している。

さて、それでは「病気の子どもが体験している世界」とは、どのようなものだろうか。それらは、治療という行為に収斂する事柄を最優先課題として機能する病棟社会の中で、これまでの「ふつうの健常な子ども」の役割から「患児」としての社会的役割を、積極的に増加・促進させていくという体験を積み重ねていく世界である。その意味で本研究は、病棟で子どもが患児として社会化*していくプロセスをトータルに解明することもめざしている。

これらは、おもに次の二つのことを主軸にして、病棟社会を記述し描き出すことを通じてなされる。ひとつは、その病棟社会に流通する、病棟社会を根底で支えている社会的・文化的文脈の諸相を描き出すこと。いまひとつは、子どもが病棟社会を支える一員として、どのような仕方で子ども側からその社会を維持し支えていくのかということを描き出すこと。

以上に関してのテキストを編むために、私は小児がんの子どもが入院している小児科の病棟へのフィールドワーク・参与観察を行う。そして、右記の二点の主要な記述軸を通して、最終的に病棟社会を秩序だてて構成し維持することに収斂する病棟社会の人々の関係構造を提示する。

主要な二点の記述軸を、より具体的に詳しく述べれば、次の視点での記述の集積となる。

1、患児という新たな役割獲得のプロセス

＊社会化とは、用語的な定義では次のように説明されている。

まず、人間は社会によって産み出される。それと同時に、その人間が社会を産み出す。この双方向的な過程を社会化と呼ぶ。（略）今日の社会学では主として、個人がさまざまな他者との相互的なやりとりを通して社会的アイデンティティや役割を形成し、社会的な存在となる過程を指す。（略）社会化とは、社会的な役割の取得にほかならない。その点で、社会化は、社会統制とともに社会システム存立の機能的要件を構成する。[1-1]

2、病棟社会での人々の関係構築の様相

3、病棟社会での、そして病気の進行に伴っての、新たな状況への適応戦略

加えて、子どもがそれらのことをどのように認識していくのかという情報認識とその伝達の様相、つまり、

4、病気に関する情報獲得のプロセスとそれに伴う認識の変化

5、病名／予後に関わる子どもの認識の諸相

以上を描き出し、かつ論考する。そして、その結果として、病棟をひとつの秩序だった社会として成立させ、維持していくための暗黙知としての秩序と、それを成立させ続けるための関係の構造を提示するということになる。以上のことは、基本的にフィールドワークを通しての参与‐関与観察を通して、具体的な場面を記述した形で提示する。また、これらに対する検討考察は、日本という文化の中で、子どもが予後の心配が多分にある小児がんに罹り、小児病棟に入院して闘病し、ときには「死に逝く」ということが、文化的・社会的にはどのようなことなのかを読み解くということにもつながる。このことは同時に、根底では、日本で「子ども」であるということはどのようなことなのかを照射することにもつながる。つまり「重篤な疾患」という「危機状況」が、「子どもであること／子どもであるため」に必

要なことを照射するというわけである。

また、小児病棟という社会で、子どもが子どもとして、そこでの他者との相互の「渡り合い」や「関係形成」を通して、「子ども」としてのアイデンティティや役割を（治療に向けて半ば強制的にではあるが）形成し、そこで社会的存在となっていくプロセスは、前述した「社会化」の過程の主要部分と重なり合う。この社会化の「様相」も重要な記述のポイントとなる。

それではこのような、すなわち病棟社会という閉ざされた場と、病気であるという状況下での（子どもの）「社会化」の様態は、かなり特殊な様態での社会化なのだろうか。しかし、ここでの社会化の様態は、決してその特殊性を意味しない。健常な子どもが、通常の社会で、いわば緩やかに「社会化」を進行させるのに対し、重篤な悪性疾患を背負い込んだ子どもは、ときには生死がかかる「治療行為」に向けて収斂される社会秩序と、同時にそれに伴う社会化に、絶対に、しかも急速に適応していかなければならない。つまり、「患児」という役割＝社会的アイデンティティに向けての「急激な社会化」という、いわば短いインターバルでの、子どもの社会化のエッセンスあるいはコアをみることができるのである。

まず子どもが語り始めた。次に私が子どもへのアプローチについて語った。そして、いよいよフィールドに向かうときがくる。そこではあらゆるものが語り始めるだろう。耳を澄まし、目を澄まし、口を澄ます必要がある。まずは、私自身もそのようにして病棟社会の一員になっていくのだ。

第2章　フィールドに向かって

中距離を走るためにつくられた電車が、首都圏といわれる範囲を抜け出るころ、その小児専門の総合病院のある駅に到着する。その街は、首都圏へ通勤するためのサラリーマンのベッドタウンとして、急速に都市化している。同時に、これまでの地縁・血縁でのつながりが重視されるような、いわば「ムラ的」側面をもつ古くからの住民たちが住むところでもある。

駅を出ると、その地域の沿線一帯にチェーン展開しているスーパーマーケットや、地方都市のどの駅前にも（やはり）チェーン展開している洋菓子店がある。文房具も一緒に売っている本屋がある。そして、その病院までの直通のバスは一時間に一本もない。

駅の階段を降りると、私は迷うことなくタクシー乗り場に急ぐ。バスだと自分が病棟に入る時刻に間に合わないからだ。途中、生け垣に囲まれた、以前はたぶん茅葺き屋根だったであったろう農家風の面持ちの「トタン屋根」の家々などを見ながら、十分弱でめざす小児専門の総合病院に到着する。病院のまわりは、農村地帯として田圃もひろがり、また新興住宅地として開発途上であることを示すかのように、ところどころに建築中の住宅もある。病院のすぐとなりの敷地には、職員用のアパートがある。医師を中心とした広めの三階建ての家族用アパートと、ナースを中心とした五階建ての単身者用アパートである。また、駅近辺にも病院借り上げのマンションがあり、そこにも医師やナースなどの職員が住んでいる。職業柄、職住近接は必須である。

病院の建物は、明るいグレーの色調である。四階建てで、一階が外来と事務、二階から三階までが病棟になっている。四階には医局や図書室、会議室などがある。入り口に目を移すと、駐車場を兼ねた広いエントランスがあり、そこには車で来院した子どもの親たちや、病院の出入り業者の車などが駐車している。病院の入り口はファサードになっていて、そのすぐ脇にバス停がある。ただし、その路線バスはめったに来ない。病院の診察の始まりや終了時間に合わせてダイヤが組まれているが、それでも昼間は一時間に一本あるかどうかである。

ファサードから自動ドアを通して、病院に入る。まず目につくのは、おもに外来に来る親子のための待ち合いのスペースである。待合室と呼べるような小さなスペースではない。子どもが跳んだりはねたり鬼ごっこをしたりするスペースまである。そこでは、病気になった子どもとともに親に連れてこられた「健康」な兄弟姉妹が、まるで公園のように遊んでいる。元気いっぱいに声を張り上げ、走り回っている。そこから渡り廊下があって、いくつかの通路が出ている。その通路の両側面には、各科の外来診察のユニットがある。それらを通り越して直進する。エレベーターがある。三階のボタンを押す。エレベーターを降りると、その片側には乳幼児のための病棟ユニットがある。そのもう一方に私のめざす病棟ユニットがある。

それでは、この病院の規模と、フィールドワークに入る小児がん病棟を紹介する。

1、病院規模と対象病棟規模：総ベッド数約三百床（小児専門の総合病院）、対象病棟の構造：ベッド数三十一床（個室七室、内無菌室二、六人部屋×四室）

2、対象病棟入院児概略（一九九五年二月後半時）：年齢層一歳‐十九歳：計三十一人（男子十三人、女子十八人）、そのうち、本研究の対象となる血液・腫瘍疾患の子ども二十五人（男子十二人、女子十三人、病棟での血液・腫瘍疾患系の子ども比率：約八十一パーセント、ほかは神経疾患や感染免疫疾患系の子どもなど）

次に私の行ったフィールドワークの様相を紹介する。

フィールドワークとそれに伴う参与観察回数と時間帯：五十一回（一九九四年七月‐一九九六年三月にかけての約二年間、主調査期間として基本的に週一回、十一時から十七時までで三十一回、その後のフォローとして月二回、うち一回目十一時から十七時、二回目十四時から二十時まででで計二十回）

なお、子どもおよび私（フィールドワーカー）の基本的な一日のスケジュールは資料1を参照

資料1

子どもの1日の生活時間		フィールドワーカーである私の1日	
時間帯	自由時間		
6:00~7:30	朝食に来られる年少児はプレイルーム兼食堂へ。年上の子は部屋で食事。		
10:00	おやつ。		
10:25~12:00	プレイルーム兼食堂だけ、幼児対象のテレビ・ビデオの視聴可。視聴しない幼児は遊びの時間。学童期以上は、院内学級でベッドで勉強。	11:00	フィールドワーカーである私の登場。以下、適当に昼休みを挟み、17時過ぎまで流れに沿って、年少の子どもと一緒に遊んだり、年上の子どもと話したりする。ナース・ステーションを基地にして、そこから出撃して記録を書きにそこに戻るというスタイル。
12:00~13:00	昼食。		
13:00~14:00	安静時間――ベッドの中で過ごす。		
14:00~15:00	ベッドから出てもいいが、部屋の中で過ごす。		
15:00	おやつと面会開始（ただし、末期状態で個室にいる子どもについては、親の意向に沿う。午前中からの面接も可）	15:00	自己紹介も兼ねて親と話す。
		17:00	挨拶しながら退出。
18:00	母親と夕食。		
19:30	面会終了。		
21:00	消灯――消灯後も子どもは、しばらく部屋の中で話したり遊んだりしている。		

以上のフィールドへのアプローチは、フィールドワーク終了時まで同様に推移した。なお、フォロー時の月二回の調査時間帯が異なるのは、できるだけ子どもの生活時間全体を把握しようとしたためである。

上記のフィールドワークに加えて、私はナースにインタビューを行った。自分自身のフィールドワークが、基本的に週一回だったためである。このような時間的制限を補うために、子どもの病棟生活に全面的に「関わる」ナースにインタビューを行った。インタビューは、本研究に関連するいくつかの質問をきっかけにして、自由に回答してもらうという半構造化インタビューである。対象は、血液・腫瘍病棟での臨床経験一年以上のナースである。なお、より「普遍性」を高めるため、私のフィールドワーク先のナースだけではなく、別の地域の、同様規模・構造をもつ、小児総合病院の血液・腫瘍科のナースにも同様のインタビューを行った。インタビュー人数は、双方とも十五人ずつ合計三十人である。なお、インタビューの質問項目作成に関しては、事前に三人のナースに病棟と子どもについて自由に話してもらい、その内容を本研究に引きつけて、質問項目を作成した。

項目は以下の通りである。

1、病棟における病名告知の状況

2、印象に残った患児

3、この子も病棟になじんで、患児になったと思われる行動／言動
4、死に関する言動
①自分自身の死に関して
②他患の死に関して
5、自分の病状などに関する子どもの情報収集に関して
6、（ナースからみて）①親が医師に望んでいるであろうと思われること
②親がナースに望んでいるであろうと思われること
7、親が導入する民間療法について
8、病棟付きで心理職を導入することに関して
9、親子関係の印象
10、子どもの死に際して印象に残っている母親のふるまい
11、子どもを看護するとはどういうことか
12、思うこと、自由に

以上の回答結果は、本書の内容に関連して随時、各章に織り込んである（なお上記、ナース・インタビューの本論に関わる主要な結果、すなわち回答数が多数を占めたものは、巻末の資料2を参照のこと）。ナースは、子どもの病棟での生活に全面的に立ち合うという意味で、医療サイドの重要なキーパーソ

ンである。しかし、病棟世界の住人となった子どもにとってもっとも重要なキーパーソンは、母親である。患児になった子どもは母親との関係を最大限におもんぱかる。医療サイドにとっても、「家族の意志」を代表するものとしての母親の存在は強力である。

小児病棟では、「患者」は子どもだけではない。「病気をもっていない患者*」としての母親への対応が重要な意味をなす。

母親は、「子どもの意志・意向」の代弁者として、あるいは「子どもの意志・意向」や「医療サイドの意志・意向」を超えて、父親やほかの家族成員に相談しながらも子どもの病棟での治療や社会的なあり方を最終的に決定していく者として存在する。そのような「決定権」を基本的に母親がもつのは、病棟に母親が面会のために頻繁に来て、子どもや治療に関するたくさんの情報を得るからである。つまり状況をよく熟知していくからである。それらを仕事などでほとんど面会に来られない父親らに伝えて相談しながら、母親たちは決断していく。

このように母親は、子どもにとっての／患児になった子どもにとっての最重要人物となる。健常児から患児に「移行」するために、子どもは、母親が自分にどのような患児になることを望んでいるのかを最大限に考慮しながら、患児になっていく。本論で展開する母親と子どもに関する「物語」は、まさしく「このこと」の物語でもある。

さて、そろそろ病棟での私のことを話そう。

基本的に週に一回、見慣れない私服の男性が病棟に来る。そこで私は、まるで長期滞在する旅人のようにふるまうだろう。いつかは去っていってしまうもの。しかし、それまでは、私もその病棟社会での異質で、かなり変わった住人となる。自分の位置づけを病棟社会を構成する主要な人々に説明しなければならない。謎の人物のままでは警戒される一方だ。面会時に大部屋に「たまっている」母親たちに向かって私は繰り返し自己紹介した。新しく入院してきた子どもの母親には面会時に個人的に声をかけて、自分がどのような「人物」なのかを説明した。子どもたちにも、ベッドサイドやプレイコーナーで話しかけながら、一緒に遊びながら、それぞれの年齢に合わせて私がどのような人なのかを説明した。

まず親たちには、病棟スタッフではないこと、現在、医療人類学および臨床心理学の研究者として、この病棟に基本的に週一回通ってきていることなどを述べた。さらに、子どもが自分の病気についてどう思っているのか／どう見ているのか、病気をもちながらどのような気持ちや人間関係を構築して闘病しているのかを観察するために、ここに来ているということを説明した。そして「小児がん」に対して

＊患者とは、もちろん病気を患っている人だが、成人の場合、精神疾患や認知症などの場合を除いて基本的に自分の病気を自分で認識し、それに対して告知や治療への希望・意向を述べることができる。
しかし、子どもの場合、病気を患っている本人は子どもであるがゆえに、基本的に告知や治療方針に対して自分の意志・意向は示せない。それを子どもに代わって決定するのが母親である。その意味で、子どもは成人患者に比べれば、いわば「不完全」な患者となる。ちょうど、精神を病んでいて自己決定ができない状態の精神障害者か認知症の老人のような位置に置かれ続ける。つまり、患い治療されるが、それらへの選択や決断などに対する本人の意志・意向は示せない。この部分では、母親（あるいは、母親を頂点とする家族の大人）が患者の役割の一部を代行する。

ともに闘っている子どもと親の心理的・社会的状況を解明して、小児がんの病棟がどのような構造でもって、社会として成り立っているのかを提示したいのだと述べた。同時にこのことは、これまでの小児がんの研究であまり取り上げられずにきた、とくに入院中の子どもの「気持ち」や「コミュニケーション」が、ほかの子どもや母親、病棟スタッフをはじめとする病棟社会の成員とのあいだでどのように社会的に構築されているのか、そして、その結果、病棟社会での関係や秩序が破壊されることなく、おそらく最後まで維持されるのはどうしてなのか、そのような関係（を破壊しない）構造を解明しにきたということを、母親や子どもに、相手に応じてわかりやすく説明した。このようにして私は、私にとっての「新しい社会」に一歩を記し始めた。一皮むけば、死と生がせめぎあう一種の極限的な世界に。

第3章　病棟社会の構成

1　子どもたちの日々。面会する母親。そして夜の待合室

この「物語」に登場する母親と子どもは、架空の人物である。しかし、私の全くの「想像の人物」ではない。「想像の人物」どころかこれらの母親と子どもは、私がフィールドワークのさまざまな場面で見聞きし、語りや会話に耳を傾け、ときにはカルテなどの診療記録の中にちりばめられた、母親と子どもの典型例の合成である。ときにそれは一人の人物の言動・行動が二、三人に分割されたり、逆に二、三人の言動・行動が一人の人物のそれとして描かれる。また、描かれている時間帯も期間もさまざまである。それらも、その「出来事」の集積体として、それが生起した時間帯や日時、期間など時間の流れも前後しかつ合成してある。なぜ、そのようなスタイルをとるかといえば、次の理由による。

ひとつは、小児がんの子どもをもつ母親とその子どもが基本的にどのような言動・行動でもって、病棟社会の一員としてそこにいるのかということを、生き生きとした全体性をもって描きたかったからで

ある。それぞれの母親や子どもの事実の「断片」ではなく、全体性と連続性をもって、そこでの彼らの生活や感情や考えが理解できるようにしたかったからだ。

次に、プライバシーの問題がある。プライバシーの保護・秘密保持のためにも複数の母親・子どもを合成して一人の人物にしたり、一人の人物を二、三人に分割する必要があった。もちろん、これらの試みは病棟で私が思うところの「理想的な母親像・子ども像」の構築ではない。病棟社会を構成するうえでの重要な役割を担う母親と、そこに入院している子どもが、そこでふるまうさまざまな仕方・作法の実際の事実にもとづいての、母親像・子ども像の再構成である。

もちろん、登場人物の氏名はすべて仮名である。

この母親とその子どもである患児の物語は、まずは病棟社会における典型的な日常の様相として描かれる。いわば、病棟社会における「日常的な流れ」が概観される。次に、それらの日常的な各シーンに対する補足説明や解釈‐考察が行われる。それから、日常的なシーンのシークエンスではあるが、病棟社会であるために特徴的に展開する「特別」な状況、あるいは病棟社会を生きる子どもの言動・行動として重要なシーンを提示する。それらはとくに、病棟社会の存立構造の基盤となる秩序維持の諸相や、そこで子どもがどのような患児役割を期待されているのかという問題に関わる。また、シーンだけでなくその病棟社会を構成する人々から「語られたこと」も「語り」として取り上げていく。そして、それらのシーンや語りに対する解釈‐考察も同時に行う。

また、子ども自身の「小児がん」に対する「対応」を知るうえで重要な自分の病気への「病気認識」の様相を提示し考察する。そこから発展して「子どもの死」の問題も検討する。そのあとは、病棟社会でより特別で重要な一連の流れとしての、終末期から死に至るまでの流れが、子どもに対する「病名告知」の有無とその様相の違いによって提示される。そして、これまでの論点をふまえて、最終的な結論として病棟社会がどのような関係構造で維持されているのかを検討・考察し、提示することになる。なお、ほかの家族成員でなく母親を中心に取り上げるのは、日常的に子どもに面会に来るのは、ほぼ完全に母親だけだからである。*

午前中。もちろん、その時間は母親が面会に来る時間ではない。子どもは病棟社会の住人として不断にあり続けるために、さまざまな患児役割を担わねばならない。午前中は、まさしくその時間だ。感染予防の大部屋では、学童期の子どもがベッドサイド学級で授業を受けている。病院に付設してあ

＊父親は、入院当初の両親に対する病名告知や重要な治療の転機（骨髄移植や死に至るときなど）はもちろん病棟に来る。しかし、通常は仕事があるせいか面会に来るのは、ほぼ全員が母親である。才木は、小児がんの子どもをもつ母親に対する研究の中で、当初は父親も含む家族全体への聞き取り調査を志向したが、しかし「子どものケアの中心になっているのはつねに母親」であり「父親はその協力者という役割」ということがわかったので「その後の研究では、母親に焦点を当てて聞き取りをすることにした」[1-2]と述べている。本研究も同様に父親ではなく母親に焦点が当てられる。

る院内学級の教員が来て学習を見ている。この大部屋に入るには、子どもへの「感染防止」のため、面会の親も含めて「外」から来る者は全員、入り口のところのハンガー・ツリーにかけてあるガウンを羽織ることになる。また、ほかの大部屋の子どもは入室禁止である。感染の心配がなく、病院付設の院内学級まで行ける子どもは、院内通学してそこに通って勉強することになる。学童期以前の幼児は、「遊ぶ時間」である。大部屋で仲良くなった子ども同士が病棟の廊下を走り回る。プレイコーナーでお絵描きをしたり積み木で遊んだりする。ナース・ステーションに入り込んで受け持ちのナースに絵本を読んでもらう子どももいる。あるいはナースの膝にちょこんと座って、一緒に午前の「申し送り」を聞いている子どももいる。その後、勉強中の学童期以外の子どもを対象に、午前中のマルク（骨髄穿刺）やルンバール（腰椎穿刺）が行われる。「申し送り」からしばらく経つと、ナース・ステーションのとなりにある処置・穿刺用のベッドに、六歳の太一君が所在なげな、うんと暗い表情でちょこんと座っている。横で受け持ちのナースを中心に二、三人のナースがルンバールの準備をしている。これらの処置はクールが決まっているので、それなりの入院歴のある太一君はこれから自分がどういうことをされるのかよく知っている。知っているからこそ、その恐怖に心身がすくんでしまっているかのようだ。なんだか、腰が抜けてしまって「ふぬけ」になっている雰囲気だ。用意がどんどんできてくるのを見て、おもむろに泣きだす。大粒の涙を浮かべて「いやだ、いやだ、針ちくん、いやだぁ」とだだをこね始める。縞模様のパジャマに包まれた体がいやいやをする。受け持ちのナースが用意する手を休めて、「たいちゃん、大丈夫よ」と太一君の座っているベッドの高さに視線を合わせて慰める。太一君はますますひどく泣きだす。

用意が整ったらしく担当の小児科医がやってくる。うつ伏せに寝かされた太一君は大声で泣き始める。「ママー、ママー、いやだよう」と言いながら。担当医の村上先生は童顔だ。よく見ると、それが癖なのか口先をすぼめている。いつも「文句を言いたげな」口先と表情をもっている。太い注射針を用意しながら「太一君、大丈夫だよ」と優しく言い聞かせる。ナースが三人で太一君を押さえつけている（病院用語だと「抑制している」）。太一君はそこから逃れようと一生懸命だ。体が動き始める。受け持ちのナースがやおら、ベッドにうつ伏せの太一君に逆向きに馬乗りになり、動きを押さえ込もうとする。ほかの二人のナースは、手と足担当だ。太一君、体が動けなくなったぶん、泣き声が大きくなる。「いやだぁ、いやだぁ、針ちくん、いやだぁ」と叫びながら。村上先生が注射器を太一君の腰めがけて下ろしていく。くぐもった声を太一君はあげる。半ば痛がり、半ば我慢しているような声。全体が一瞬、静止画像のようになる。私は、自分が穿刺されたかのように身が縮んでしまう。

勉強をしている学童期の子どもたちをしりめに私は、幼い子らと一緒に遊ぶ。お絵描きをしている子のかたわらに行く。治療の副作用で脱毛している。ムーンフェイスと呼ばれる、むくんだ丸顔が痛々しい。点滴を吊した医療器具をつけたまま歩き回る子どももいる。私は子どもと一緒にビデオで大人気のアニメ「アンパンマン」を見る。また、あるときは、鬼ごっこで子どもを追いかける。

プレイコーナーのかたわらで、絵美ちゃん、弘子ちゃん、小海ちゃんの三人がなにやら遊んでいる。どうやら、その中でいちばん年下の小海ちゃんを患児に見立てて、絵美ちゃんがお医者さん役、弘子ちゃんがナース役をやっている様子である。しばらく見ていると、絵美ちゃん「じゃあ、これから針ちくんします」といって弘子ちゃんとともに小海ちゃんをうつ伏せにする。そして、注射のまねをする。「はい、終わりました」と絵美ちゃん。小海ちゃんはにこにこ笑ってる。「小海ちゃんのヘパロックの具合を見てくださいね」と絵美ちゃんが弘子ちゃんに言っている。ままごとのように「病棟ごっこ」をやっている。

院内学級から病棟の子どもたちのベッドサイドにやってくる「通《かよ》い」の先生が感染防止の大部屋から退室するころ、昼食の準備が始まる。病棟にワゴンが運ばれ、これをベッドに、あるいはプレイコーナーの机に運んでいく。プレイコーナーの小さな机のまわりに座って食べているのは、幼い子だ。ナースに手伝ってもらいながら食べている。各大部屋では思春期の子どもを中心にそれぞれのベッドで食事をとっている。それらを見ながら、私も一階の職員食堂に向かう。

病棟に帰ってくると、午後二時までの安静時間が始まっている。基本的に子どもたちは自分のベッド上で過ごすことになっている。男児のあいだではファミコンが大流行だ。ときおり、攻略法の情報交換やファミコンソフトの交換などやりながら、安静時間を過ごしている。女児はさまざまだ。ファミコンをしている子もいれば黙々と本を読んでいる子もいる。お絵描きをしている子も。となりのベッドの子と話している子もいる。担当ナースが検温や服薬のために各病室をまわりだす。もちろん、すやすやとお昼寝している子もいる。無菌個室では、骨髄移植を受ける子どもが本を読んでいる。廊下の窓から子どもを見ると、ガラスの保護箱に入っているかのように見える。まるで実験を待つ動物のように。通常の個室では、終末期の子どもが痛み止めのモルヒネの効果でうとうとしている。そのかたわらに母親がいる。まだ若い。もう命いくばくもないわが子を見つめている。この世に生を受けてからその子はまだ五年しか経っていない。五年間しか一緒にいられなかった母と子。子どもは、うとうと眠りながらも手はそこだけ眠っていないかのように母親の手をしっかり握っている。そこだけ違う時間が流れている。しばらくすると思いがあふれて、彼女の瞳には涙があふれるだろう。どれだけ泣いても涙が涸れないのが不思議だ。でも子どもが起きているときは、絶対に涙は見せない。どれだけ祈っても神様は願いをかなえてくれなかった。自分の命と引き替えでも、この子を助けてともう何十回も祈ったことだろう。疲れと哀しみが「澱」のように心と身体に降り積もっていく。

私は記憶する。心に刻み込む。この情景と雰囲気を決して忘れまいと。個室から、個室独自の時間の流れが、音をたてて私に迫ってくる。カーテンは几帳面に閉められている。でも感じる。かすかな生が圧倒的な死と対峙しているという密度を。母親と子どものあいだを、「思い出」という「生きていること、生きてきたこと」の証が駆け抜けていることを。私は途方にくれた立像のようにその個室の前に立ち尽くしている。

午後二時になった。安静時間が終了する。規則では、ベッドから起きてもいいが、病室から出ることはできないことになっている。しかし、これは有名無実化している。そろそろと自分の病室を出てきた子どもたちは、廊下に、ナース・ステーションに、別の、感染防止をとくに必要としない大部屋に行ったりして動きだす。病棟がにぎやかになっていく。部屋の中で過ごしている子どもは、ファミコン仲間同士がひとつのベッドに集まり、それぞれファミコン情報を交換したり対戦しあったりする。幼い子の部屋では、ベッド間のスペースを利用してふざけあったりかけっこしたりしている。

廊下には旬ちゃんがいる。六歳の男児、やんちゃな子だ。手には何かアニメのロボットのフィギュアを持っている。プレイコーナーに行って積み木を使って遊ぶつもりらしい。そういえば、ひととき、プレイコーナーでこのフィギュアと積み木を組み合わせて、一緒に遊んでいた仲の良かった五歳の男児、洋平君は十日ほど前に個室に移動している。終末期を迎え、「死ぬため」に大部屋から個室に移動したのである。そして、容態が急変して三日ほど前に「死亡退院」している。だから、旬ちゃんはいま一人で遊んでいる。よく見るとフィギュアを二個持ってきている。まず、黙々と積み木で陣地のようなものをこしらえている。その後、以前は洋平君がやっていた陣地攻撃側のフィギュアのパートを自分でやっている。もちろん、守る側のフィギュアのパートも自分だ。一人二役だ。「攻撃しては守る」を繰り返している。そこへ洋平君の担当だった吉永ナースが通りかかる。「あら、旬ちゃん、積み木遊び？」と声をかける。そして、プレイコーナーに置いてある絵本のところに行って（別の子どものための本を探しているのだろうか）絵本を整理しながら題名を見ている。少し離れたところで両手にフィギュアを持った旬ちゃんが吉永ナースに尋ねる。「洋平君、完全退院しちゃったの？」。しかし、吉永ナース、絵本を探しながら、一瞬はっとした顔をするが、それに答えない。（そのまま聞こえないふりをして）絵本を探し続けている。旬ちゃん、しばらく吉永ナースの後ろ姿を見ている。そののち、また「攻撃しては守る」遊びを開始する。絵本を見つけた吉永ナースは「旬ちゃん、またね」と声をかけてプレイコーナーから出ていく。

同じ病棟の向こうとこっちで、まだ圧倒的な生が、個室の終末期の果てにある死と対峙している。その間を午後三時になれば子どもたちが駆け抜けていく。いちばん大好きで大事な母親を待つために／母親に会うために。二時半を過ぎるころになると、母親の登場を待ちきれない子どもたちが、病棟への入り口であるガラスのドアのところに向かっていく。

私は感染防止の大部屋にいる。マスクと男児用ガウンと帽子を着用していて、まるで給食の「おばさん」のようないでたちだ。その病室で中学生と話す。すると廊下で追いかけっこしていた五歳の男児が、この大部屋に逃げ込んできてしまう。たまたま部屋にいたナースが「信ちゃん、ここに入ってきてはだめでしょ」といって追い出す。すなおにナースの言うことを聞いて信ちゃんも出ていく。しかし、しばらくすると今度はまた、入院してまもない子ども、昂ちゃんがそこにいた私を廊下側から見つける。そして私と遊ぼうとして、入室してくる。そのとたん、私と話していた中学生男児、岸君が「おい、ここに入っちゃいけないんだぞ。（岸君自身が感染して）病気になったらどうするんだよ」といって追い出す。昂ちゃんもすぐに出ていき、戸口のところから私を呼ぶ。岸君との話も一段落したのでガウンなどを脱いで昂ちゃんのそばに行く。昂ちゃんに手を引っ張られて昂ちゃんたちの大部屋に連れていかれる。「おじさん」と私を呼ぶ。私は思わず（子どもからは、おじさんと呼ばれてもおかしくない自分の年齢にもかかわらず）「おじさんじゃないだろ。お兄ちゃんって呼んでよ」と昂ちゃんに言う。昂ちゃん、少し立ち止まって私の顔をまじまじと見つめる。そして言い放つ。「やっぱりおじさんだよ」

時間は面会時間に向かってどんどん刻まれていく。子どもたちがそれに向かって「そわそわ」しだすのがわかる。彼らにとって母親との「面会時間」は、まさしく「光り輝く時間」だ。病棟社会で、本来ならばトランジットな役割である「病気でいること」「患児であること」から、自分が「（かつては）健康であったこと」「子どもであること」を母親を通して再確認できる重要な時間なのだ、面会時間は。

九歳以下の女児の大部屋には、急性骨髄性白血病の三歳児、美枝ちゃんがいる。同じ病室のゆりちゃん三歳が、先日、個室に移動になった。ゆりちゃんは骨髄移植のために無菌個室に入室したのである。「ゆりちゃんがしばらくいなくなってさみしくなっちゃうね」と私。すると美枝ちゃん、「あのね、ゆりちゃんね、病気治すためにお兄ちゃんから血液もらうんだよ」と言う。「へぇー、移植のこと知ってるんだ」と心の中で思いながら、「絵本、読んであげようか？」と美枝ちゃんに言う。「うん」とうなずくのでさっそく『機関車トーマス』の絵本を開く。

さて、そろそろ面会が始まる時間だ。

面会が始まる午後三時近くになると、小学校低学年以下の子どもたちが病棟と外の世界を隔てているドアの前に集まってくる。ドアは暗証番号方式で施錠されている。しかし、強化ガラスの向こうには待合用のソファが置かれているのが見える。何人かの子どもは、ドアの強化ガラスに顔をくっつけている。子どもたちの吐く息でガラスのところどころが白く曇っていく。その中に瞬ちゃんもいる。小学一年生。もう二十分もドアのところで待ち続けている。ぺたっと顔をドアの窓ガラスに押しつけ、じっと病棟の外の廊下を見ている。ときおり、廊下側から暗証番号を押してナースが入ってくる。瞬ちゃんの顔見知りのナースも。でも、瞬ちゃんはひと言も「ここから出して」とは言わない。黙ったまま、廊下の向こうを見つめている。何人かの子どもは治療の副作用で頭髪がない。私には、それが強制収容所に収容された子どもたちのように見えてしまう。そこで栄養失調になって髪が抜けてしまったかのようだ。がんに捕われた子どもたち。ややだぼだぼのパジャマがなんだか囚人服のようにも見える。縞模様の柄だからだろうか。ほかにかわいい花柄やアニメのキャラクターの柄のパジャマの子どもたちもいる。それがかえって闘病する子どもたちの「大変さ」を浮かび上がらせる。ドアが鉄条網のようだ。それに囲われて彼らは外界を見つめている。四、五人の子どもが集まっている。誰も口をきかない。ただ一心不乱に、ドアに続く廊下の向こうにある、やや広いスペースに置かれているソファのほうを見ている。見続けていれば、まるでそこに自分の母親が浮かび出てくるかのように。

母親が現れ始める。

廊下の向こうにある自分の子どもの顔を探すように、ドアのほうを見る母親もいる。いるのがわかると軽く手を振る。そこで初めて子どもが声をあげる。「ぼくのママが来た」。しかし、どの子どもも「あそこにママがいるからここから出して」とは決して言わない。それを確認するとまた黙ったまま、一心不乱にソファに座っている母親たちを見つめ続ける。母親たちも時間にならないとこの病棟の中には入れない。ソファに座って顔見知りの母親同士で話す。持参してきた本を読んで面会時間*の開始を待つ母親もいる。

面会時間になる。母親もドア越しに集まってくる。ドアの向こうの子どもと顔で話している母親もいる。一人の母親が暗証番号を押す。施錠が解けいっせいに母親たちが病棟に入ってくる。ドアのところにずっといて、母親を待っていた子どもも、そうじゃない低学年以下の子どもも、元気な子どもはいっせいに母親に向かって飛びついていく。子どもにまとわりつかれながらも母親は面会名簿に記帳して手を洗ったあと、自分の子どものベッドがある病室に子どもと一緒に向かう。面会時間が始まってしばらく経つと、プレイコーナーで子どもと遊ぶ母親や、主治医やナースと話す母親などで病棟はにぎやかになる。しかし、数はきわめて少ないが、母親たちの中でも有職の母親たちは、なかなか面会時間の始まりと同時には来られない。そのような子どもは、ほかの子どもが母親との「楽しいひととき」**を過ごしているときにいったいどうしているのだろうか。

五歳の男児、誠ちゃんがそうだ。誠ちゃんの母親は離婚している。そのため、フルタイムで働いている。しかし、誠ちゃんが悪性リンパ腫になったため、会社に事情を話して直接会社から面会にやってくる。しかし、直接会社からくるせいか、めったに面会時間の開始と同時には来られない。誠ちゃんは、病棟と外を隔てるドアのところにはいかずに大部屋で仲の良い同い年の男児、秀君とファミコンをしあったりして遊んでいる。また、そこに入ってきた私に向かって、「おたんちん」という、二人のあいだでの私のあだ名で私をからかったりして遊ぶ。

秀君の母親が大部屋に登場する。二十代後半の若い感じの母親である。秀君は「あ、ママ」と言っていっきに飛びついていく。秀君のママは秀君を抱きしめる。それから誠ちゃんに向かって「誠ちゃん、こんにちは」と挨拶する。秀君は、ママの手を引っ張って、ママと自分の「領土」である自分のベッドにいく。ベッドに座り、ママが持ってきてくれたロボットアニメのフィギュアの包みを開いている。ママが「元気にしてた？」と聞く。うなずきながら、「これ、組み立てるの手伝って」と甘える。「そうね、じゃあ一緒に組み立てようか」とママ。二人で「親子水入らず」を楽しんでいる。

誠ちゃんはどうしているのだろうか。誠ちゃんはいつのまにか部屋からいなくなっている。私は部屋

＊面会時間は、午後三時から午後七時三十分までである。なお、終末期の子どもに関しては、面会時間は無制限となる。簡易ベッドを持ち込んで個室の子どものベッドのかたわらに寝て、泊まり込むこともできる。

＊＊子どもにとって、母親との面会は、病棟生活でもっとも重要なことのように見える。子どもは母親を通して「外の風」を感じとる。また、母親と交流することを通して「患児」から「子ども」に戻る。その中で「健康」の「雰囲気」を味わい、甘えたりわがままを言ったりして、子どもであるという自分の「本来のあり方」を再確認する。

を出て、誠ちゃんを探しにいく。ナース・ステーションの入り口のところにいた。ナース・ステーションでは「申し送り」の最中だ。しばらく入り口のところで、「申し送り」をしているナースを眺めている。それからナース・ステーションの中に入っていってしまう。ナースらは、誠ちゃんが入ってきたことをなんとなく気にはしている様子。しかし、申し送りは続行される。誠ちゃんの担当ナースが、近寄ってきた誠ちゃんを見て小さな声で「そうかあ、お母さんまだなんだ」といって、膝の上に抱き上げる。

思春期男児の病室に戻ると、一人熱心にクロスワードパズルを解いている少年が目に入る。中学二年生の栗原君だ。ほかの子どもたちは全員ファミコンに熱中しているが、彼は熱心な「クロスワードパズルマニア」だ。そのうえ、「ジグソーパズル」にも凝っている。同室の子どもの話だとベッドサイドでの訪問院内学級の勉強時間以外、栗原君は黙々とジグソーパズルやクロスワードパズルをやっていることが多いらしい。いまもほかの子がファミコンに熱中している中で、一人悠々とクロスワードパズルを解いている。栗原君のお母さんも、息子が持っているクロスワードパズル雑誌を開いて、それを熱心に解いている。勇ちゃんのお母さんが面会時間に遅れてやってくる。「あら、勇ちゃんのお母さん。こんにちはー」と栗原君のお母さんが明るい声でにこやかに挨拶する。勇ちゃんのお母さんも明るい声で「こんにちはー」と返事をする。そして「むずかしいですか。それ？」と聞く。「むずかしいのよ、これ」といって、栗原君のお母さんは、さっきから熱心に見ていたクロスワードパズルの専門誌を見せる。それから、勇ちゃんのお母さんと栗原君のお母さんは、一緒に熱心にああでもないこうでもないとマス目の中に鍵になる言葉を埋め込んでいく。子どもたちはほぼ全員（熱心にクロスワードパズルをやっている栗原君を除いて）黙々と自分のベッドでファミコンに挑戦している。不思議な電子音の音楽が病室のBGMとなる。子どもは熱心にファミコンをしていて、ほかの母親たちも持参の文庫本を読んだり子どもがベッドに持ち込んでいる漫画をぱらぱらめくったりしている。栗原君のお母さんと勇ちゃんのお母さんのあでもないこうでもないが聞こえたのか、時間をもてあました感じのほかの母親たちも二人、クロスワードパズル雑誌をはたからのぞきこんで一緒に考え始めている。

そんな男児の大部屋の面会状況に対して、思春期の女児の大部屋は少し様相を異にする。大部分の女児と母親はそれぞれ、カーテンを閉じて二人の関係に浸っているようだ。まるでベッドが二人の部屋であるかのように。その二人だけの世界にはとても入っていけそうもないなと私は思い、先ほどの誠ちゃんの部屋に戻る。部屋に戻るとすでに誠ちゃんは自分のベッドの上に戻ってきて、黙々と一人でファミコンに興じている。さっきまで仲良く一緒に遊んでいた秀君は、母親がもってきてくれたおもちゃの説明を母親にしたり、しきりにそれをいじったりしている。母親も秀君のお姉さんやお兄さんの近況を彼に話している。楽しそうだ。お母さんの表情がにこやかに緩んでいる。ふと、お母さんの視線が誠ちゃんにおよぶ。誠ちゃんは一人でおとなしく熱心にファミコンに熱中している。秀君のお母さんが誠ちゃんに語りかける。「誠ちゃん、こっちで一緒に遊ばない？　秀君のこれ、セットだからいくつもあるから」と言って誠ちゃんを誘う。誠ちゃん、ファミコンからふっと顔をあげる。やや大人びたような躊躇する表情。それからすぐにニコッと笑って大きくうなずく。自分のベッドから飛び降り、秀君のベッドに駆け上がる。秀君、自慢げにフィギュアを見せる。誠ちゃん、それを手に取ってみる。「いいなあ、これ」。そして、すぐに（それが戦闘用のフィギュアなので）秀君のフィギュアに向かって「攻撃」を開始する。秀君も負けずに応戦。二人の「雄叫び」が交錯する。そのとき。

大部屋の入り口についに誠ちゃんのお母さんが登場する。それに気づくやいなやフィギュアを放り出した誠ちゃんは、ベッドを駆け下りお母さんに突進していく。誠ちゃんのお母さんは、秀君のお母さんに挨拶しながら誠ちゃんを受け止める。

面会時間は、基本的ににぎやかだ。子どもが病棟内を走り回る。各病室で楽しげな声が響き合う。面会は毎日繰り返されるものだが、それがルーティンになって色褪せてしまうことは決してない。子どもにとっても、母親にとっても、病気以前の本来の母子関係の一端を味わう重要な時間なのだ。面会時間に、子どもの前で母親と私との話がはずもうものなら、（とくに九歳以下の子どもは）露骨に介入してくる。面会時間以外はとても仲良くしてくれるのに、母親が目の前にいて私と話していると、子どもは「あっち行って」と私を追い払う。すまなそうな母親の顔を見ながら、「そうだね。せっかくお母さんが来てくれたのだから、じゃまだよね」などと言って退散する（しかない）。ときに私は「行き場」がなくなる。強引に参与観察するわけにもいかず、病棟内の廊下をわけもなく行ったり来たりする。

終末期の子どもを除く通常の面会時間は、午後七時三十分までである。午後六時には、母親と一緒に子どもは食事をとることになる。そして、午後七時三十分になると、また明日母親が来ることがわかっていても幼い子どものいく人かは泣きだしたり、だだをこね始めたりする。もちろん、母親も「後ろ髪」を引かれる思いを強く抱いて小児病棟をあとにする。就寝時刻の午後九時までの間、子どもたちはそれぞれの部屋で思い思いに過ごす。中には（年少の子どもを中心に）母親代わりとして自分の担当のナースに手を握ってもらったり、絵本を読んでもらったりして就寝まで過ごす子どもも多い。考えてみれば、いちばんお母さんと一緒にいたい幼い時期に病《やまい》の苦痛と一人戦い、しかも就寝までの寂しい時間をなんとかくぐり抜けなければならないのだ。一人の夜を一人でくぐり抜ける。そして、もちろん目覚めたときもかたわらに大好きな母親の姿はない。

病棟の夜は寂しい。なんだかせつないし、やるせない。そんな気持ちが私にも高じてくる。忍び寄ってくる「闇の深さ」にたくさんの「寂しさ」がある。それらに病棟全体がしっとりと濡れそぼるかのようだ。ここで夜を過ごすことなく、ここから「去る者」としての（フィールドワーカーの）私でさえ、そのような「寂しい感慨」に濡れそぼっていく。まして、去ることなく（ときには「死の声」を聞きながら）ここにとどまらなければならない子ども。そのことを強烈に思うのが、面会後の、まるで祭りが終わったあとのような静けさをもった就寝までの時間帯だ。子どもたちは自分のベッドで話をしている。ファミコンをやっている。母親を思って泣いている。でもそのような音たちはみんな、病棟をおおう静かな寂しさに吸収される。そして、その「静けさ」だけが響き合う。子どもの就寝時間後、私は病棟を出る。廊下の向こうは、ホテルのロビーのようになっている。ソファが置かれている。そこに面会前の時間に来た母親たちが、面会時間まで待つのだ。そこから見るドアの向こうの病棟は、海に沈んだかのように暗い。その中で、希望のようなナース・ステーションの明かり。私は深々と一礼する。誰もいないソファの前で。病棟に向かって。

エレベーターで、一階に降りて廊下を歩くと、広々とした待ち合いの場所だ。ときおりナースが通るくらいで、昼間の「待ち合い」の喧噪がウソのようだ。それを闇の向こうに見ながら、職員用の出口から出ていく。私の一日の旅が終わる。しかし、子どもと母親たちの、ときに命をかけた／命のかかった旅は明日もまた続けられる。

ここに私の書いた一編の詩がある。私が、夜、病院から出るときにいつも見ていたこの小児病院の待合室の情景を描いた詩だ。昼間の喧噪とはうって変わって、そこは闇の中に沈んでいる。病院は、昼間、どんなに楽しく過ごしても基本的に生と死が交錯する場所である（ということはすなわち「別れ」の場でもある）。そしてとくに、本来「元気」であって当然の子どもが入院している小児がん病棟は、その「落差」ゆえ、本質的にすさまじく寂しいところなのだと思う。その寂しさが、夜になると闇に塗り込まれるようにして現れてくる。そのことを語ろうとしてこの詩は書かれた。ゆっくりと声に出して読んでみる。私は、私自身の感じた寂しさが、ふたたび胸に蘇ってくるのを感じる。

夜の待ち合い室

1、闇たちが
ひしめいて
待ち合っている

2、明かり　立つ瀬がない
降りしきる闇のなか

3、闇の海のなかの長イス
漂流者のようにひとり

4、口笛
闇のなかで音のまま
凍りつく

5、ごとりとどこかで音がする

またひとり
闇が
順番を待ちにきた

6、闇の向こうに
点滴の林あり
輸血の
川の流れ
落ちゆく
涙の滝
そして子ども

7、そこに向かって吹く
小さな口笛

2　場所をめぐって――入っていい場所／だめな場所／出ていってはいけない場所

本節は、「病棟内の規則」について述べる。しかし、ここで述べる「病棟内の規則」とは、就寝時間は何時、昼食は何時、勉強時間は何時とかいった、いわゆる「時間化」された規則のことではない。時間化されている規則と同様に、この病棟を社会として維持させている暗黙の規則が、人々の関係の中でどのように生起し、どのようにその規則が守られるのかという側面を取り上げる。それらは、病棟社会が、基本的に円滑に維持・展開されるための基盤となる、そこでの「人々の関係」の円滑な流れに深く関わるものである。いわば互いがどのようにあったら（それらの暗黙の規則を守ることを通して）そこでの日常が円滑に構成され、展開され続けるのかということである。もちろん、ここは病棟なので「治療」が最優先される。それが円滑に進むかぎり、「規則」に抵触しても黙認される。つまり「治療に関わること」という状況から遠ざかれば遠ざかるほど、そこに展開する「規則」の守られ方は緩やかになっていく。

では、まず最初に各病室への、入室についてのシーンを提示する。

シーン1

三歳の男児、良ちゃんがナース・ステーションに入ってくる。何人かのナースが記録をとったり薬の点検をしたりして忙しく立ち働いている。良ちゃんは、そんなナースを見ながら同時にあたりを見回し、なんとなく探検気分の様子である。その後、そばの丸イスにちょこんと座る。そして、そのかたわらの丸イスに座って記録を書いている良ちゃん・担当ナースの織元さんに、「ねぇ、これ読んで」と持ってきた絵本を見せる。織元さん、「えー、いま、仕事中なんだけどなぁ」といいながらも記録を書く手を休める。そして「じゃあ、ちょっとだけね」と言って膝に良ちゃんをのせて絵本を読み始める。

担当のナースは、母親が来るまでは子どもの母親代わりだ。おおむね九歳以下の子どもにとっては、母親以外に「甘えられる」対象として重要な存在である（もっとも、子どもも「げんきん」なもので、母親が来ると露骨に「もういいからあっち行って」と言って「追い払う」）。病室だけでなく、ナース・ステーションにもときに子どもがやってくる。そして、そこでナースの膝にちょこんとのっていたり丸イスに腰かけて、かたわらのナースに絵本を読んでもらったりしている。それは、「申し送り」の最中のこともある。それでも「よほどのこと」*でないかぎり追い出されることはない。

けれども、「病棟規則」のうえでは、ナース・ステーションは「立ち入ってはいけない場所」である。しかし、それは結果的に／あくまで、「原則」としてはという運用の仕方をされる。前節では仕事をもっている母親が面会時間ぴったりには来られないので、その間、ナース・ステーションでナースに甘える誠ちゃんが登場した。今回も同様にナース・ステーションでナースに甘えるシーンである。このように、ナース・ステーションに入ってきた子どもにとって、そこで飛び交う「情報」が、子どもの状況に「支障」をおよぼさないかぎり、ナース・ステーションへの入室はすべて黙認された。この結果、ナース・ステーションに子どもがいることは、基本的に病棟の日常場面ともなっていた。しかし、病棟には絶対立ち入ってはいけない場所がある。どの場所も、治療上の見地から、絶対に子どもが立ち入ってはいけない場所である。まず、そのシーンを提示する。

シーン2

感染予防のため、その大部屋に入るためには、まず廊下側の入り口の横に置いてある紙のマスクをする。次に、入室してすぐのところにある洗面台で、手を洗わなければならない。それから、そのそばにある、ツリーのような「えもんかけ」にかけてある割烹着にも似たガウンを着用する。そのようにして私は、この感染予防の大部屋に入ることができる。入り口の戸の、ガラスに映った自分の姿は、給食の配給に来た人に似ている。いつもながら、ここで少し苦笑する。ベッドで熱心にジグソーパズルをやっている中二の男児、岩本君のかたわらのイスに座る。ちらっ

＊基本的に、この「よほどのこと」というのは、ほとんどすべて「治療」の「情報」に関することである。つまり、ナース・ステーションに入ってきた子ども自身に関する情報はもちろんのこと、その子どもが知っては／その子どもに伝わっては「まずい」情報が飛び交う場合、子どもはナース・ステーションには入れてもらえない。あるいはいてもそこから追い出される。

と岩本君が私に目を走らせる。目で挨拶すると向こうもうなずく。そしてまた熱心にジグソーパズルに取り組み始める。しばらく見ていると「これ、千ピースもあってけっこう大変なんだ」という。「むずかしい？」と聞くと「まぁ、むずかしくはないけど手間暇かかるってとこかな」。「ふーん、ちょっと手伝おうか？」と私。「じゃあ、この下の部分を担当してもらえる？」と岩本君。うなずいて私も担当箇所にピースをはめだす。しかし、なかなかうまくはまるピースが見つからない。はまらないピースを強引に入れてみる。「またぁ、強引に入れたってきちんと完成なんかしないんだから」と岩本君から非難される。そのとき、さっきまで一緒に遊んでいた「入室制限のない大部屋」の小学二年の男児、雄ちゃんがまた私と遊びたいらしく、その大部屋の戸のところから「おいで、おいで」と手招きしている。雄ちゃんは、以前、ほかの入室制限のない大部屋にいる私を無理やり、手を引いて連れ出したことがある。ここにもかまわず入ってきてしまうのではと思いきや、中には一歩も入ってこない。

また、病棟には二種類の個室がある。骨髄移植のための無菌個室と終末期を迎えた子どものための個室である。それらの部屋はもちろん入室禁止である。それどころか、その個室群に面した廊下でさえ、大部屋の子どもにとっては近寄ることもはばかられる場所＊となっている。

また、前章で記したような、入室制限付き大部屋に勝手に入ってきてしまう子どもは、この病棟のルールが学べていない入院まもない子どもか、「追いかけっこ」の勢いが余ってしまって、われを忘れて思わず入ってきてしまった子どものどちらかだけである（もっとも、後者のような子どももほぼ全くいない）。

以上のような個室群と感染予防のための入室制限付き大部屋は、ほかの子どもにとっては、「絶対」に立ち入ってはいけない場所となる。そして、それらが絶対立ち入ってはいけない場所として機能するために、入ってきてしまった子どもに対して、ナースだけでなく、そこに入室している子どもからも、その「入室禁止令」ともいうべき言説が「あやまって／知らなくて」入ってきてしまった子どもにあびせられる。そして、どの子どもも、もののみごとにそれを学んでいく。このように「治療」に関することは、子どもたちのあいだでも互いに「最優先事項」として定置されているのが見えてくる。どんなに幼くとも、どんなに「聞き分け」がない子どもでも、こと「治療に関わること」には、鉄のような規律がほとばしる。そして、それらは全く素直に守られていく。

次のシーンは面会に関するものである。子どもにとって面会は母親という、子どもがかつてそこで生

＊場所的にも、このような個室ユニット群はナース・ステーションを中心部分として長方形の形をしたひとつの側面に集中してある。この場所は、大部屋や廊下、プレイコーナーなど、通常の子どもが病棟での生活圏としている側面とはナース・ステーションをはさんで反対の位置にある。子どもは、その個室群に面した廊下を歩くことは可能である。しかし、その廊下は病棟スタッフか個室に入室している子どもの親か、面会が始まって「行き場」を失った私のようなフィールドワーカーしか歩かない。

活していた「外の世界」を持ち込んできてくれる人と会い、「患児」から、本来そうであったはずの「子ども」に、いくぶんか戻れる時間でもある。また、それ以上に母親との感情的な交流と母親から世話を受けることは、入院中の子どもにとって面会の最大目的である。以上の意味で、子どもの病棟生活の中では、面会は「メインイベント」といってもさしつかえない。

それでは、子どもは面会をどのように迎えるのだろうか。

シーン3

面会が始まろうとする時間。午後三時近く。私は病棟の外、扉の向こう側の病棟へ続く廊下の先にいる。そこはややロビー風になっていて、ソファが置かれ、大きな窓の向こうには、手入れされた「中屋上庭園」のようなものがある。何人かの母親が、すでにソファに座って面会の開始時間を待っている。母親同士、世間話をしたり、病棟には一緒に入れないが連れてきた患児の兄弟姉妹*をあやしたりしている。


片方で母親たちの雰囲気を感じながら、しかし私の視線は一直線に扉のあちら側、病棟内に向かう。あちら側からのいくつもの瞳の、一心にこちらを見つめる視線と呼応するかのように。ふだん、そのような子どもの視線に、いまの日本で出会うことは少ない。

どちらかというとアジアの子どもたちが、例えば、外国人の旅行者の一挙一動を子細もらさず見よう

／見つめようとする視線に似ている。しかし、似ているがそれはアジアの子どもたちのような好奇心にまみれたまなざしではない。「切望」という感じだろうか。なんらかの理由で（この場合はもちろん病気だが）断ち切られた、かつては一心同体だった片方（の子ども）が、まなざす力で母親を引き寄せようとする感じだろうか。

その視線をあびながら、私は「扉のこちら側」に戻る。暗証番号を入れてドアを開けると、ドアにぴったりとついていた子どもが、少し下がってくれて私を「こちら側」に迎え入れてくれる。ドアをロックする。するとまた子どもたちは、さっきと変わらない立ち姿で、向こうの母親たちを見つめ始める。そのあともときおり、ナースや医師が出入りする。そのたびに子どもたちは、私にしたのと同様に、ドアから少し後ろに下がり、彼らをこちら側に通す。その間、向こう側に、すでに母親が来ている子どももいるのに、幼い子であっても誰一人として「お母さんのところにいっていい？」などと聞いてこない。あるいは「だだ」をこねて「あそこにいるお母さんに会いたいからここから出してよ」と言う子どももいない。また、面会時だけでなく、子どもは入院してしばらくたつと「おうちに帰りたいからここから出して」とか「（病棟から）外に出たい」ということを全く言わなくなる。**

子どもは入院初期に「ホームシック」にかかることはある。そして「おうちに帰りたい」と言うこと

＊わが国のほとんどの小児病棟では、中学生までの子どもは伝染性の疾患（麻疹、風疹、耳下腺炎など）にかかりやすいとみなすため、病棟には母親とともに入ることができない。本病棟も同様である。

もある。しかし、病棟の「住人」として、治療的文脈が鉄の規律のように屹立するその社会に慣れてくると、みずからの「入院生活」を優先することになる／優先せざるをえなくなる。まず、感染予防など治療に関わることは厳然と守られていく。また、面会に関しても「病棟の患児」役割を優先する。「母親の子ども」としての役割を、それよりも優先させることはない。その結果、規則については「わがまま」を言わない。面会時間がくるまで待っている。病棟の扉の向こうに自分の母親が見えたとしても、いち早く会いまみえたいがために「ここから出して」とは言わない／言えない。また、たとえそれまで子ども同士一緒に遊んでいたとしても、その子どもに母親がやってきたのなら、「一人遊び」をして二人の関係の邪魔をしない。

前章での病棟社会の日常構成をめぐる子どもの様相および本章でのいくつかのシーンから、次のようなことがわかる。

ひとつは、病棟におけるさまざまな「規則」は、基本的に先に入院している「先輩患児」との「やりとり」や「先輩患児」からの「注意」を通して学ばれ認識されていく。また、自分勝手にここから出ることはできないということも「患児役割」の拡大とともに、しっかり認識される。子どもたちは、このようにして日常社会に生きる健常な「子ども」から、「病棟社会」に生きる、病気をもつ子どもである「患児」として再構成されていく。

3　マルク（骨髄穿刺）とルンバール（腰椎穿刺）

悪性血液疾患の子どもは、がん細胞の有無や中枢系へのがんの浸潤をみる日常的な検査処置であるマルクとルンバールを避けて通ることはできない。これらは、侵襲的で苦痛を伴う検査処置だが、拒否することはできない。あるいは拒否しても「強制的」に処置される。「治療」に関することは終末期を除き、[***]貫徹される。「治療」ということが病棟社会の究極的・絶対的な「社会としての目的」だからである。それでは子どもは、それらの検査に対して、どのように対応しているのだろうか。

本章第1節でマルクとルンバール処置の例としてあげたのは、幼児期の子どもである。この処置では、九歳以下の思春期以前の子ども（年少児）と十歳以上の思春期の子ども（年長児）[****]とで、医療スタッフ

[**] なお、前の章で紹介したブルーボンド・ランガーは、恒常的に、すなわち入院期間の長短にかかわらず、病棟そのものから、病院の庭とか病棟外の廊下に「（病棟から）出たい」とか「ここから出して」と言う子どもがたくさんいることを指摘している。しかし、私のフィールドワークでは、入院当初の子どもや、ホームシックにかかって寂しくなった年少児がときに「おうちに帰りたい」と言うことはあっても、慣れてくると病棟外に出たい／おうちに帰りたいと述べる子どもはほとんど見受けられなくなった。

[***] 治療の本来の目的である「治すこと」に向けては、もはや「治療」が不可能になる終末期において初めて、「治療」は「治療」としての機能と目標を失う。

[****] 以降の表記で、子どもについて「思春期の子ども」あるいは「年長児」とした場合は十歳以上の、「思春期以前の子ども」あるいは「年少児」とした場合は九歳以下の子どもをさすことにする。

の対応が異なる。以下に双方の処置での代表的な様相を提示する。

まず、おおむね九歳以下の年少児の様相では、前述したように、処置前からこれからされることをすでに予期しているので（マルクとルンバールは日常的に行われる）、ほとんどの年少の子どもは、凍りついた表情で処置ベッドに座っている。あるいはすでに泣いている。「いやだ、針ちくん、いやだ」といって泣き叫ぶ子どももいる。その後、その状況から逃れようとして、暴れる子どもをナースが二、三人で抑制して処置が始まる。次に十歳以上の年長児の様相である。医師の説明によって、処置の必要性は理解しているので、処置そのものはスムーズに進行する。その後、年長児であればあるほど、例えばマルクの場合、その処置の結果である「白血球数」をナースに聞いてくる。なぜなら、その「白血球数」によって外泊できるかどうかが決定されるからである。

以上のように、おおむね年少児にとっては処置自体が、年長児にとっては、その処置の結果もたらされる、外泊許可の基準となる白血球数が「悩み」の種ということになる。それ以外のこと、例えば自分の全体的な病態／病理と、その検査がどのように関連しているのかというようなことには、ほとんどの子どもは（年少の子どもはもちろんのこと、年長の子どもも）関心をもたない、あるいはもてない。なぜなら、まわりの大人たち（病棟スタッフや親）から子どもに与えられる、この検査に対する「情報・説明」そのものが、病名をきちんと告知されている子どもから、全くそうではない子ども双方に教えても「安心」な「最大公約数」的なものでしかないからである。例えばその説明内容は、「病気がどのくらい良くなったかをみる」「骨髄の様子をみる」である。もっと幼い子にいたっては「背中に針ちくんするからね」という説明である（これは、検査のための処置行為そのものであり、その処置行為の内容の説明とはいえない）。そして、その検査結果がもたらす効果としては「白血球数が上がれば外泊できる」ということなのである。それぞれの子どもへの「告知」の程度にかかわらない、まさしくあらゆるレベルの子どもに使用できる最大公約数の「検査説明とその効果」なのである。結果、子どもは、まわりの大人たち（病棟スタッフや親）の「最大公約数」的な説明に従って、外泊の基準となる白血球数のことだけを気にするようになる。このように子どもは、検査内容の本来の目的を、情報／説明としては与えられていない。したがって、この二つの検査が例えば「がん細胞」の有無を調べるきわめて重要な検査であるという認識に至ることは、当然ながらできない。また、もちろん、周囲の大人も「がん細胞の有無の検査」というような「病名告知」にも匹敵するような「恐ろしいこと」は説明できない。その結果、ほとんどの子どもは、これらの検査の目的ががん細胞の有無、あるいはがんの中枢神経浸潤の有無を調べる検査であるという本来の検査意味を把握することができない位置に置かれ続ける。

4　しつけの問題

およそ、あらゆる子どもは、成長に伴って、その社会で生きていくための規範を身につけていく。現代の日本では、通常、家庭と学校が、その規範形成の役割に大きく荷担する。そこでの子どもの社会化を促進するものは、まさしく「しつけ」と「教育」だろう。当然のことながら、この両者については、小児がんの子どもといえども避けて通ることはできない。「教育」は、病棟社会を構成するシステムのひとつとして「院内学級」という形で導入されている。それではもう一方の、本来家庭が担っている「しつけ」についてはどうだろうか。これは、「小児がん」というフィルターを通すと、通常の健常な子どもが受ける「しつけ」に比べて、基本的には「甘く」ならざるをえないことは当然だろう。もしかして「病気」で死ぬかもしれない、年端もいかない自分の子どもの「欲求」を、たとえ、それが多少理不尽であり通常からみれば「わがまま」だとしても、かなえてあげたいと思うのが、母親を代表とする家族の自然な気持ちである。

しかし、ときとして、その子どもの母親に対する「欲求／わがまま」がエスカレートする場合がある。それは、「しつけの崩壊」という印象を、ナースなどまわりの医療スタッフに与えることになる。

シーン４

ノブちゃんは六歳の男の子だ。悪性の血液疾患で入院している。病棟にも慣れてきた。母親にいつでもは会えないこと、好きなお菓子を好きな時間に思う存分食べられないことが不満の種だ。でも、母親は、面会に来るたびにおもちゃを持ってきてくれる。最初は、母親が自主的に持ってきてくれた。「ノブちゃん、ほしいモノある?」と聞かれてからは、それを答えるとたちどころに、そしてほぼ毎日、そのほしいモノが母親の面会のたびに自分のモノになった。だから、ときに母親が忙しくてノブちゃんのほしいおもちゃが見つからず、そのおもちゃを母親が持って面会に来ないと、ノブちゃんは暴れた。前に買ってもらって「すでに飽きてしまったおもちゃ」を、母親に向かって投げつけた。ノブちゃんは、最初、そのように「だだ」をこねたら母親からも叱られ、おもちゃを買って、ノブちゃんに面会に来ることも母親から拒否されるだろうと少しは覚悟した。なぜなら、病院に来る前は、そんなことをしようものなら、あるいは前のおもちゃに飽きたから「また、買って」と言おうものなら、厳しく母親から叱られたからだ。でも、不思議なことに「血のなかの悪いバイキンマン」をやっつけるために入院したとたん、お母さんは、ノブちゃんを全く怒らなくなってしまった。家では絶対に怒られるに違いないことを言っても、お母さんは怒らない。怒らないどころか、一生懸命ノブちゃんの「言いなり」になろうとしている。ノブちゃんの言うことや要望をとにかくかなえようとしてくれる。ノブちゃんは、どんどんほしいモノが増えた。言えば、ほとんどお母さんがそろえてくれる。だからますますほしいモノが増えていった。お母さんは、きょうもきのう頼んだおもちゃを持ってくる。もしかしたら今度のおもちゃは、実物を見たら気にいらないかもしれない。そうしたら、「なんだこんなもの」と言ってお母さんに投げつけてやればいい。それともうひとつ、以前に買ってもらって飽きたやつも思いきりぶつけてやる。

このシーンのような、ここまで「極端」な例は多くはない。しかし、このようなことが生起することも、多くはないといえ事実だ。また、このようないわば通常の「しつけの崩壊」が、ほかの小児疾患ではなく、とりわけ「小児がん」を患った子どもと母親のあいだで起こりやすいのも事実だ。あるナースが語る。

語り●1

どうも見てると血液・腫瘍疾患（小児がん）の子どもと母親の関係は、ほかの疾患、例えば腎臓や神経疾患の子どもと母親との関係に比べて特徴的です。どういうところが特徴的かというと、なんだかとても母子密着が激しい。そりゃ、「小児がん」だから子どもが死ぬかもということがあるからかもしれません。だから、「生きている間」に一生懸命子どもに尽くすというか……。どっちかといえば子どもを甘やかすというか……。ときには、まわりが見てられないくらい、べたべたに甘やかしすぎてるなと思えるお母さんもいて。そうすると子どものほうもどんどん「わがまま」になってきて。だから、無事、寛解になって退院したときには、もう家では手をつけられないくらいの子どもになってしまったなんてこともあります。（もしかしたら）死んじゃうかもしれないから、生きている間に思う存分好きなことをさせてあげたいという母親の気持ちはわからないでもないけど。ときどき、すごくいきすぎだなあと思う母親と子どもがいる。

以上の語りは、私のフィールドワーク先病棟およびほかの同規模・同内容の病棟でのナースへのインタビューでの語りのひとつである。一人の語りを取り上げたが、この内容に関わる回答でナースのほぼ全員が、対象である小児がんの子どもと母親の関係は、前述の語りと同様に、次の点で特徴的であるとしている。すなわち、ほかの疾患（例えば腎臓病や神経疾患など）の母子関係に比べて、母子二者の密着度が高く、ときに母親は子どもにべたべたに甘えさせる傾向があると述べている。そのため、これまでの「しつけ」が崩壊し、母親の前では、「専制君主」のようなふるまいをする子どもがときおり見受けられるという。例えば、シーン4の例のように「毎日おもちゃを買ってこい」といって必ず面会のたびに新しいおもちゃを手に入れる子どもと、それを受け入れてしまう母親などがいるという。そこに至らないまでも、ほとんどの母親は、子どもをがん系統の病気にしてしまったという後ろめたさや罪悪感などから、子どもをひたすら甘やかし、子どもの依存を、ほぼ際限なく許容する傾向にあるとナースたちはみている。

以上のような母親と子どもの「相互作用」は、この小児がんの病棟社会で、どのように特徴的な「関係の文脈」を形成するのだろうか。まず子どもは、より子どもの状態に戻る。つまり、健常のときはもちろんのこと、病気のいまであっても「できる範囲のこと／できること」まで母親にしてもらうようになってくる。*

その結果、当然ながら子どもは母親に向けて、どんどん幼児的な「甘え」と「依存」とも言うべきものを出してくる。そして、年齢相応の世話を超えた過剰な「お世話」を必要とする子どもと、過剰な「お

＊例えば、掛け布団のわずかな「ずれ」までも、（それを子ども自身、自分で直すのにほとんど労力と「手間暇」がかからないくらい簡単であっても）「わざわざ」母親に直させる子どももいる。

世話」をする母親の関係が一部では展開されていくことになる。

5　身代わり地蔵――現代医学と「民間信仰・民間療法」

ここでは、子どもを少しでも治したい／ひたすら治したい一心で母親が病棟社会に持ち込んでくる「療法」にふれる。

母親は医師ではないので、西洋近代医学をもとにした治療には加わることができない。しかし、何もできないことの「歯がゆさ」や「子どもをこのようにしてしまった」という罪悪感を、みずから「乗り越える」手段として、少しでも「子どもが治ること」に役立つと考えたことを、母親は病棟社会に持ち込んでくる。

シーン５

終末期で個室にいる良太君。六歳。現在は小康状態である。治療の副作用で、頭には毛が一本もなくつるつるである。私は、良太君のベッドサイドのイスに座って、一緒にクレヨンで「お絵描き」をしている。前からの約束で、良太君のベッドサイドに飾ってあげる絵ということで私は描いてる。何を描いているかといえば、ある種のマークである。昔からの、自分のトレードマーク、例えばフジテレビの企業マークである「猫の足跡」のようなマークである。三角おむすびのような形をしているので「お多福マーク」と名づけたマークを描いてる。良太君は人の顔らしきものを描いてる。私は「あー、たぶんお母さんの顔なんだろうな」と思う。そのとき、良太君はちらっと掛け時計を見て絵を描くのを中断する。どうしたんだろうと思った私の顔をちらっと見て「時間だから」と言う。そして、ごそごそと備品の入っているサイドボードの引き出しを開ける。そこから、布でできたやや大きめの「お守り袋」のようなものを取り出した。そして、そのなかからきわめて小さな「紙片」を手のひらの上に取り出した。そして、おもむろにそれを飲み込んだ。私は多少驚き、良太君に聞く。「ねぇねぇ、いま飲んだのなあに?」。「うーん」といって、少しはにかんだ笑みを浮かべる良太君。それから良太君は、そのお守り袋から小さな紙片をひとつ取り出して見せてくれた。その紙片にはとても小さな字で「身代わり地蔵」と書かれ、その下に、とても小さなお地蔵さまが描かれていた。「ふーん、これ飲んでいるんだ」と私が言うと、良太君は「うん、お母さんが良くなるから飲めっていった」と答えた。

例えば、このシーンに見受けられるように母親は、医師とはまた違った仕方で子どもの「治療」に全力を注ぐ。このシーンのような、宗教的な「病気治癒・癒し祈願」にもとづくものから、千羽鶴、また、治療補助的・疑似医療的な、例えば免疫力を高めるとか「抗がん作用」があるとされる食べ物や水のたぐいを、母親たちは持ち込んでくる。それらは、いわゆる「民間信仰・民間療法」をベースにした、「エスノメディシン」とも言うべきものである。

私がフィールドワークをした病棟では、病棟社会の究極の目的である「本来の」医学的な治療をも脅かす、例えば「エホバの証人」信者の輸血拒否、すなわち「宗教的理由」からの「命に関わる」医療拒否のような「激しい」民間信仰・民間療法はなかった。しかし、ときおり子どもの病状悪化に対して、病棟でなされる「西洋近代医学」による医療のなすすべがなくなったとき、最後まで「あきらめない」母親の一部は、それこそ「最後の頼みの綱」として「民間信仰・民間療法」にすさまじく入り込んでいく。*

このように母親が子どもの病気治癒のために、少しでも「良かれ」と思ったことを子どものベッドサイドに（まさしく臨床に）持ち込むことは、入院初期から終末期に至る、ほとんどすべての期間で見受けられた。

医療サイドも、子どもの治療の妨害になったりしないかぎり、あるいは医学的に見て害がないかぎり、母親のする「治療」を認めていこうとしていた。その「治療」の中身を述べると、千羽鶴やお札などのお飾りをはじめとして、終末期状況の子どもの好物の「持ち込み食」、また「キトサン」「ミキプルーン」などの健康食品、中には「丸山ワクチン」や「漢方薬」までが主治医の許可を得て持ち込まれ、実際活用されていた。

以上からわかることは、病棟社会の中に、母親によって持ち込まれる「民間信仰・民間療法」に対して、病棟社会がきわめて強い寛容さをもっているということである。

「民間信仰・民間療法」は、西洋近代科学・医学の集積体である病棟社会に対置してある（あるいはそれらに基本的に「排斥」され続けてきた）、いわゆる「エスノメディシン」と呼ばれる日本的・土俗的医療に深層で連なる治療文化である。病棟社会では、医療側も子どもの母親も、現代医学の治療の「間隙」を、この「民間信仰・民間療法」のために「開けておく」ことを許容しあう。このことは次のことをも意味する。すなわち子どもは、入院していてもどこかで必ず「病棟の子＝患児」ではなく（したがってそこの病棟社会の一員としての患児の役割に完全に染まりきらず）「本来の子ども」の居場所である「家の子＝健常児」でいられる「文化的な隙間」のようなものを病棟社会は開けておくということである。それは、子どもの前では、明るくふるまう母親たちだったり、終末期にはとくに、子どもの好きなものを食べさせるための「持ち込み食」の導入許可だったり、願掛けとしての癒しの儀式など「宗教」の病棟社会への導入だったりする。このような意味で、子どもも母親も医療サイドも、西洋近代科学・医学をベースにする、治療を究極的な目的とするような病棟社会には完全には「染まりきらない」。

6　ほかの子どもの死、あるいは「死およびそれを連想させるもの」を峻拒する

病棟社会の日常を強力に構成するもののひとつとして「死」がある。

＊例えば、次の例は、ある私立病院のナースに聞いた話である。その病院に入院中の、小児がんで終末期の子どもは、すでに「脳死」状態に陥っていた。にもかかわらず、自分の信仰している宗教の「奇跡」を信じている／信じたい母親は、ケアにきたナースをも巻き込んで、一緒に賛美歌を歌ったりした（ナースの言によれば「歌うことを強制」した）。加えて、その宗教の司祭をベッドサイドに呼んで「奇跡を起こす祈り」を唱えてもらったりした。しかし、残念ながら、しばらくすると子どもは心肺停止となり「完全」に死去した。

医学の進歩によってかなり治癒率が高まったとはいえ、小児がんが死ととなりあわせの病であることには変わりがない。そのために小児がん病棟では、死が強力に日常的に流通する世界でもある。それが表面的には強烈に隠蔽され続けるとしても。

それでは、実際に小児がんの病棟社会では、「子どもの死」をどのように扱うのだろうか。ひいては、「死およびそれを連想させるもの」というような「悪い情報」はどのように扱われるのだろうか。

シーン６

男児の大部屋である。自身が男性である私は、子どもの年齢にかかわらず、女児の部屋にはすんなり入れない。入りづらい。それぞれの子どものベッドの上というのは、それぞれの子どもの病棟での生活の場であると同時に、きわめてプライベートな場でもある。そこで髪をとかしたり、ベッドをぐるりとおおうカーテンを閉めて着替えたりする。軽い処置や診察もそこで行われる。それらの意味で、個室はもちろんのこと、大部屋であっても、男性であるフィールドワーカーの私は、なかなか女児の部屋には入りづらい*。

逆に男児の部屋は、年齢にかかわらず、基本的に私はどの部屋にも入りやすい。

病院に付設してある職員食堂で昼食をすませて病棟に戻ってきた私は、仲良くなった子どもが何人か集中している思春期男児の大部屋に入っていった。そこの病室にいる子どもは、小学高学年から高校生までである。子どもたちも昼食後であり、面会前ののんびりとしたひとときを過ごしている。私は、入り口で「おっす」と手をあげて軽く挨拶する。そこにいる子ども全員が、それぞれ目礼や顔を縦に軽くふって挨拶を返してくれる。六つ並んでいるベッドの右奥にいる中二の正平君が手招きをしている。治療のため、頭髪はほとんどない。**

＊調査者のジェンダーの問題は、その世界に参入して参与観察をしていく研究スタイルをとる以上、当然避けて通れない。とくに本書のように、病棟をフィールドワークする場合、女性のフィールドワーカーほうが、私が感じるような「わだかまり」をもたずに動けるだろう。なぜなら、ひとつには、病棟社会は圧倒的に女性の世界だからである。面会の主役である母親も含めて、病棟社会での子どもの生活に対処するナースはほとんどが女性である（私がフィールドワークをした病棟ナースの男性は、わずか一人だった）。また、通常の社会で女性側がその「女性らしさ」の社会的な構築のために望ましいものとされる特性に、他者へのケアという行為がある。とりわけ病棟社会では、おもに男性である医師によってなされる治療という行為とともに、ケアという行為もまた最優先される事項である。そのため、ケアでおおわれる病棟の日常の大部分では、男性よりはるかに女性のほうが「動きやすい」。一般の日常社会でも、性別が要請される場では、女性のほうが双方の場に行きやすいといえるだろう。例えば、駅やデパートのトイレを掃除する人、銭湯の番台に座る人はまちがいなく女性のほうが、とくにそこを利用する女性にとって「わだかまり」なく「すんなり」利用できる。男性もおそらく同性である男性のほうが「すんなり」利用できると思われる。しかし女性側が、男性のトイレ掃除の人、あるいは男性が番台に座っていることに対してもつ「わだかまり」や「躊躇」に比べれば、男性のもつ、女性のそれらの人々に対する「わだかまり」と「躊躇」は少ない。女性という存在と性が、男性にとって、日常的な状況でも「性的な対象」としての価値を女性が男性にもつよりはるかにもっている／もたされているというジェンダーのあり方の問題にまで、このことは拡大できる。しかし、本論とは筋が離れるのでこれ以上展開しない。ともあれ、ことにフィールドワークのような「関係」に入り込む調査の場合、ジェンダーの問題はこのようにして顔を出してくる。

　正平君はすごくやせていて、まるでパジャマに「着られている」みたいだ。頭髪がないのでマッチ棒のようにも見える。それを見るたびに彼を襲った不条理ともいえる「がん」という状況に怒りがこみ上げてくる。そして、その怒りは自分の無力感とセットだ。それを自分の心のかたわらに意識しながら彼のもとに行く。「ほら、これ最新式」といって、新しく入手したファミコンソフトを見せてくれる。そのあとまた、熱心にそのファミコンを使ってゲームを開始する。私はベッドサイドのイスに座る。そして、その部屋全体を見わたす。それぞれの子どもがベッド上で互いにしゃべりあったり、熱心にファミコンをしたりして遊んでいる。中学三年のその部屋のボス格である岩井君が、いま、自分がやっているファミコンのゲームソフトの攻略法の話をとなりのベッドの俊介君にしている。するとほかの子どももほぼ全員が、熱心に耳を傾け始める。そのうち、小学六年の山科君が「そこはね、こういう裏技があるんだよ」といって、その「裏技」の説明をしだす。私は、あいかわらず正平君のベッドサイドのイスに腰かけて、ときおり正平君のしているファミコンをのぞき込んだりしながら、まわりの会話を聞いている。するとナースが点滴などの様子を見に入ってくる。岩出さんだ。小柄でずんぐりしている。性格も男性的で、女児より男児と話したりすることが多い。彼女は子どもの様子を見ながら、子どもからも話しかけられる。会話が進展する。「ねぇ、今度出たこれ知ってる?」。さっそく正平君が話しかける。よほど、手に入れた最新のファミコンソフトのことがうれしいらしい。「知ってるわよ。私ももう持ってるもん」と岩出さん。すかさず、岩出さんの横のベッドにいる河野君が話しかける。「どのレベルまでクリアしたの?」。河野君はこの病室では最年少の小学五年生だ。そこから、ほかの子ども交えてレベルがどこまでいったかの言い合いと「裏技」についてけんけんごうごうとなる。やりとりを聞いていると、この岩出さんも相当熱心にファミコンをするらしい。その後、ふたたび、攻略法などの情報交換やこれから発売されるゲームソフトの話題に話が展開していく。病室が子どもたちの声におおわれてにぎやかになっていく。ふと見ると、その話に加わらず、左の列の入り口にいちばん近いベッドにいる林君がひとり、熱心にファミコンをしている。すると突然、ファミコンをリズミカルにやりながら誰に向けるのでもなく、大きな声の独り言のように、「あのさぁ、来年からいく中学校の先輩の話なんだけどさぁ、がんで死んじゃったんだよね、その先輩。まだ、中学二年なんだけどさ、病気になって入院して、で、その先輩ががんでさ、それで死んじゃったんだよ」と発言する。その唐突さと「話の内容」に私はびっくりする。そして、あわててまわりを見わたす。すると、その林君の「発話」がでるまでは飛び交っていた「ざわめき」はすっかり

** 頭髪がないことを、ほとんどの男児は隠さない。したがって、それを隠すために帽子をかぶったりしない。しかし、逆にほとんどの女児は年齢を問わず、頭髪がなくなる副作用が出始めた時点で帽子をかぶる。「頭髪」にまつわるジェンダーの社会的文脈は、もちろんここでも露骨に照射される。幼い女児も帽子をかぶる。が、しかし、これが母親の勧めかどうかは聞くことができなかった。「頭髪のことにふれない」という病棟社会の暗黙のルールは、このようにしてフィールドワーカーである私の行動・言動もしばる。もちろん、このルールは、病気によってそのような状況に追い込まれた「他者」に対する配慮と気遣いであることはいうまでもない。

消え失せていた。そのかわり冷えびえとした「沈黙のようなもの」があたりをおおっている。私は、それこそ「息をのんで」どうなるかを見ている。ナースの岩出さんもほかの子どもたちも静止画のようだ。動いてない。そして、もちろん、だれも林君が発話したその話題に乗らない。誰かが回答することもない。無言のままの、静まり返ったままの冷ややかな雰囲気となる。しかし林君は、雰囲気が一変したことがわかっているにもかかわらず、誰も答えてくれないことに「いらだち」を募らせてか、ふたたび特定の誰かに話すのでもなく、大声で「がんだったんだって。その先輩」と念を押すように言い放つ。もちろん、今回も誰もその話に乗らないし応答しない。しばらく沈黙が続く。すると岩出さんが、そばのベッドにいた松井君に「このゲーム、最後までクリアしたことあるよ」と話しだす。松井君はわれに返ったように、「え、本当、すごいなあ。このところ、ひっかかるからなかなかうまくいかないんだ」と答える。それが合図であるかのようにほかの子どもたちも、自分たちのゲームや会話に戻り始める。まるで何ごともなかったかのように、先ほどの「沈黙」の上に「ざわめき」とファミコンの「電子音」が雪のように降り積もっていく。いまはもうすっかり降り積もってしまって、「沈黙」の痕跡さえ見えなくなりつつある。くだんの林君はその状況を目の当たりにすると、また、自分がやっていたゲームに戻っていく。病室がもと通りになる。最初から、林君の「発話」などなかったかのように。

林君は病名を告知されていない。たんに血液の病気だからとしか言われていない。しかし、彼の担当ナースは「この子は、自分の病気ががん系統であることをなんとなく（まわりの雰囲気などから）知っているような気がする」と述べている。また、日ごろの林君を見ていて、病気とかがんとかの直接的な話題は出なかったにせよ、私は彼の「するどさ」と「賢さ」をかなり感じていた。そのような林君が「自分の病気はもしかしてがんなのでは？」という疑義をもつだろうことは十分にありえる。そこで林君は、自分の疑義を確かなものにしようとある種の「確かめ」をここで試みたと思われる。それがシーン6である。しかし、林君の発話は、誰にも相手にされなかった。同意はもちろんのこと、反発や反論さえなかった。「沈黙」をもって迎えられたのである。しかし、私がその場の状況に立ち会って感じたのは、現象的には「沈黙」であっても、そこにいたまわりの子どもやナースの雰囲気は、どちらかといえば積極的なある種の意志を感じさせるものだった。それは「沈黙」というより、「黙殺」という雰囲気だった。

このように病棟社会の成員を脅かしかねない「良くない情報」、ここではすなわち「死およびそれを連想させる話題」は、強烈に峻拒される。林君は、このタブーを侵し病棟社会の秩序を破ることによって、皮肉にもふたたびタブーや秩序を「黙殺」の内に強烈に学ぶことになった。

さて、このシーン6の状況から次のことが推察できる。すなわち、本人がなんとなく気づいていることと／半信半疑なことの「情報認識」、この場合自分はがん系統の病気ではないかと疑っていることの「精度／確かさ」を、林君は確認しようとした。しかし、その「確認」のための言動をとったとたん、それまでの雰囲気とはうって変わり、周囲に凍りついたような反応が生起した。結果として、そこにいあわせた全員から、彼の発話は黙殺され無視されたのである。林君の発信した情報は、受信者がいないまま中途半端な形で宙に浮き、行き着ける場所なく放置されたのである。

それでは別の状況では、このような病棟社会の成員を脅かしかねない「良くない情報」＝「死およびそれを連想させる話題」は、どのように扱われるのだろうか。

シーン7

裕太君は五歳、史朗君は七歳で年齢は違うけれど二人は大の仲良しだ。大部屋では史朗君のベッドに裕太君が上がり込んで、二人でファミコンをしたりガンダムのフィギュアを使って遊んだりする。病棟の廊下でも二人そろってナースをからかったりしている。私も彼ら二人組のかっこうの標的となる。そばに寄ってきては「やーい」と言い放って二人で笑いながら逃げていく。ときに私は追いかける。「待てー」と言いながらも決して追いつかないようにして。ところが、裕太君の病状が悪化する。みるみるうちに終末期になってしまって個室に移動する。その後、ほどなくして死亡する。そして病棟から「死亡退院」する。この間、史朗君はあっというまに大部屋からいなくなった「パートナー」のことをとても気にしていた。しかし、もちろん誰からも「説明」はない。個室にいったらしいとは思うのだが、「情報」はまるで入ってこない。そのうえ、「個室前通り」は行ってはいけない「通り」だ。

裕太君が死亡して数日後、史朗君は何事かを決心したような顔つきで、裕太君と過ごした自分の大部屋に来ていた裕太君担当のナースにおずおずと小さな声で尋ねる。「ゆうちゃん、完全退院なの?」と。ナースは、(ぎくっとしたようだが)黙々と仕事にかまけている「ふり」をしている。聞き流して回答しない。裕太君、しばらく戸惑うようにそこに立っている。その後、大部屋を出ていく。ナースは黙々と仕事を続けている。

語り●2(聞き流したナース)

びっくりしました。全然(裕太君の)情報がいってないはずなのに。死亡してまもないころだし。なんだかタイミングがいいというか。もちろん裕太君の問いかけは聞こえました。だから、本来ならば病棟での「子どもの死」についての「申し合わせ」に従って「(別の病棟に移ったという意味である)転棟」か「転院」したって言えばよかった。史朗君の問いかけに答えて「うん、完全退院したのよ」とでも。けれども、ちょうど仕事していたし小さな声だったので、ウソ言うのもいやだったし、で、聞き流したんです。

右の語りは、本章第1節で子どもたちの日々を描いたところと、全く同様な流れである。すなわち、その時点ではすでに亡くなってしまっている、仲の良かったほかの子どもの様子を子どもがナースに問いかけるというシーンである。前章でも、ナースが、その子どもの問いかけを「聞き流す」ことで、回答していない。このナース側の対応とともに、子ども側の、仲の良かった「ほかの子どもの死」に対する質問の仕方というのも独特である。例えば、ある子どもと大部屋で仲の良かった子どもの容体が悪化して、個室に転室する。あるいは大部屋でともに過ごし、その後退院していった子どもが再発して終末期状態になって個室に入る。そして、そこで死を迎える。このような場合、それまでともに大部屋生活を送ってきた、その死んだ子どもと仲の良かった子どもが、例えば「大ちゃん、どうしたの？」とナースに聞いてくることはもちろんある。その際、ナースは、病棟で死んだ子どもに対する全スタッフ間の事前の申し合わせ通り、質問をしてきた子どもの様子や年齢に合わせて「自宅近くの病院に移った」「ほかの病棟に転棟した」「良くなって退院した」などと応答する。その結果、この小児病棟で流通している子どもの死についての「情報」は、表向きには「子どもは誰も死なない」という「情報」だけということになる。またナースインタビューによれば、そもそも子ども自身が、ナースへの死んだ子どもに関わる質問で死という言葉を直接使用して、例えば「大ちゃん、死んじゃったの？」というような直接的な「問いの立て方」は、決してしてこないというのである。*

このような「ほかの子どもの死」についてのナースと子どもの質問‐回答のやりとりは、よくよく考えてみれば奇妙なものである。すなわち、大部屋にいた際に、面会時は母親同士もよく話し、かつ子ども同士もよくなじんで、仲良く遊んだり話したりしていた子の一方が、全く何の挨拶もなしに「転院、転棟、退院」してしまうということの奇妙さである。しかも「退院」後は、一緒に病気と闘った日々を過ごしたいわば「闘病」の同志ともいえる残された片方の子どもへの「お見舞い」にも「挨拶」にもいっさい来ないのである。そのうえ、その子どもの情報も完全にストップする。**

このような「奇妙な状況」が現出するにもかかわらず、また、おそらく大半の子どもは「転院、転棟、退院」というナースの回答を「おかしく」思うだろうにもかかわらず、子どもはそれ以上追求をすることもなしに、質問を終わらせてしまうのである。

なぜ、ほかの「子どもの死」についての医療スタッフ側の、よくよく考えれば「奇妙な回答」が、社会的に成立して機能するのだろうか。また、なぜ、子どもは「それ以上」質問を続けることをしないのだろうか。林君もどうしてそれ以上しつこく、同じ病室にいる人々に問い続けることをしなかったのだろうか。

それは、子どもが「そのこと＝子どもの死」を聞くことについて、その回答以上のことを「聞いてはいけない」という暗黙の「圧力」と言うべきものを認識するから／認識しているからである。そして、その「圧力」は病棟社会の関係の文脈の中に強力に働いて、それに反するような子どもの言説や質問を抑

＊本フィールドワーク先のナースおよびインタビューだけを施行した病院のナースの回答から。双方のナースとも例外なく全員「そのような（死という言葉を使っての）直接的な聞き方を、子どもはしてこない」と述べている。

＊＊通常の日常生活では、これはきわめて奇妙なことといわざるをえない。子ども同士だけでなく母親同士まで含めて関係が構築され、しかも仲良く「闘病」までしたいわば「戦友」ともいえる深い関係が、いきなり完全に断ち切られるのである。しかも、ときには「退院」という理由でもって、残された子どもには説明されるのである。病気が治っての退院ならばとても「良いこと」のはずである。にもかかわらず、その「喜び」をもって、戦友であったはずの自分のところに何の挨拶もなくある日突然いなくなってしまうのである。あるいはその後、まだ病気と闘っている自分のところに「お見舞い」にも来てくれないのである。そのうえ、あろうことか「退院したはず」の子どもの「退院後」についての情報は、全く誰も教えてくれない。

制する。同時にこの「聞いてはいけない」という圧力は、もちろん、大人の「聞いてほしくない」とか「本当のことにふれてほしくはない」という強力な気持ちが先行してあって初めて、子ども側の「聞かない」ということが成立する。なぜなら、その質問をする子どもが入院してくるはるか以前に、この病棟社会はそのように成立して、その社会における関係と社会の維持が、そのようなことを守ること（この場合は、「死んじゃったの？」というような直接的な言葉で子どもが質問したり、「それ以上」しつこく聞いたりしないこと）によってひとつの秩序だった社会として成立し続けているからである。その結果、フィールドワーク先の病棟では「病死そのものあるいは病死を連想させること」には、言説を構成しないで、あるいはそこにはふれないでおくという暗黙のルールが不断に生起する。そして、このルールは、病棟社会をひとつの安定した社会として強力に現出させていく。

言語的・対話的コミュニケーションにおいて、そのコミュニケーションが不断に続行するには、話し手の話題がしっかりと聞き手に取り上げられ、話し手の話をベースにしながら聞き手がそれについて「展開」することによって、その話題が双方にとって「体験」として共有される。今度は、その共有体験をもとにして、双方が対話的コミュニケーションを分厚くしながら展開していく。双方にとって、物語が「キリのいいところ」まで展開する。対話が双方を通底しながら、すなわち、相手の語りを自分の語りの土台にしながら双方の語りを織り交ぜて間主観的に成立した物語は、安定してその社会の存立を支える。その社会では、このような対話的コミュニケーションはその社会の構成員から認知され、反応され、共有される。そして、どの程度、それがその社会に出していいものなのかどうかもわかり合ってくる。

しかし、林君の場合、林君の発した「言説」は、レシーバーがおらず、間主観的に共有されない。ほとんど「独語」に近い形でそのコミュニケーションの空間を漂うだけということになる。まさに「行き場」がない。応答がないまま、それはフェードアウトするように消失していくことになる。病棟社会における「タブー」として子どもたちに（さらに）強く認識されていく。

さて、前述したように、「ほかの子どもの死」について子どもに与えられる情報は、「転院、転棟、退院」である。このような奇妙な回答を提示されても、それを質問した子どもは当然実感を伴って納得できない。納得はできないが、強力な「病死・死」を峻拒する、あるいは黙殺するルールとその秩序化によって、親しかった（実際は死亡した）ほかの子どもの「転院、転棟、退院」という回答と「この病棟では誰も死なない」という、いわば「公式情報」の真偽を明らかにするまで、「そのこと（ほかの子どもの死）」をナースに聞き続けることは子どもにはできない。無視され黙殺され、外的な対話が全く成立しない。さらに「聞き続けること」で、いま、目の前で展開しているナースとの関係、ひいてはその関係を秩序だった方向に析出させ続けている病棟社会の文脈を、「破壊」してしまうことを子どもは強くきつく認識させられるのである。

「ほかの患児」の死につながるコミュニケーションを成立させてしまうことが、この病棟社会では、病棟社会を社会として成立させている関係基盤とそれを維持するための秩序を損なうということを、患児たちは（ときに林君のように「強制」的に学ばされながら）十分に認識していくのである。こうして子どもは、半信半疑、あるいは中途半端で奇妙な感じを抱いたまま、「それ以上」の質問は打ち切らざるをえなくなる。目の前の関係とそれをつつむ器としての病棟社会を（これ以上）壊さないために。

しかし、子どもはもちろん、実感を伴っては十分に納得できない。しかもそれ以上「確かめること」もできない。その結果、そのような回答を、ひとつの確固とした社会的な情報として、自分の認識の中に確信をもっては定置できない。定置できないということは、この病棟社会における「死の問題」を不明にして、それについては判断を留保し続けていくしかない。すなわちほかの子どもも自分も、「死ぬかもしれない／死ぬだろう」というような認識をうやむやにしていく。あるいは排除し続ける。それは、病棟社会全体の「死を排除する」という強力な文脈と相乗するものとして、この病棟社会に関わるさまざまな状況と人々の関係に、後述するようなきわめて強い影響をおよぼすことになる。

第4章　自分の病気を知ること／知らないでいること

1　子どもが自分の病気を知っていくということ

私が、いちばん最初に小児がん病棟に入ったとき、インパクトを受けたのは頭髪のない子どもたちの姿だ。この頭髪のない、ムーンフェイスで顔が丸く腫れたようにふくれあがった子どもたちを初めて見たのは、このフィールドワーク研究においてではない。この研究に入る前に、名門とされるある私立の総合病院の小児科の病棟にボランティアとして約一年間入っていたときだ。総合病院の小児科だったが、そこの小児科医のひとりが、小児がんの治療に関わる「美談」や活動でマスコミに名が通っていた。いきおい、そこの小児病棟には、全国から悪性血液疾患・腫瘍の治療を求める親と子がたくさん集まっていた。

白血病などで入院をする子どもも、私のようなインパクトにさらされることは想像にかたくない。実際、入院当初の子どもが頭髪のない子どもたちを見ておびえたり、また、とても無邪気にかたわらの母親に「ねぇ、お母さん、あの子たちどうしてはげてるの」と驚きと好奇心でもって聞いてくることもある。*

しかし、入院してしばらく経つと、子どもは「頭髪のないこと」をいっさい話題にしなくなる。それは、もちろん、そのような話題が「頭髪のないこと」を気にしている子どもや自分自身を傷つけるからである。また、頭髪のないことの原因が、その後の医師の説明やほかの子どもからの情報で、「治療」の副作用であることがわかってくるからだ。

このようにして子どもは、「頭髪のないこと」を病気の治療に伴うものと認識していく。それでは病棟に入院してきた子どもは、いったいどのようにして（頭髪のないことも含めた）自分の病気と治療への認識を深めていくのだろうか。

それらを見ていく前に、まず最初に、そもそも、子どもは入院時、どのような「説明‐理由づけ」を聞かされて入院してくるのだろうか。

その入院への説明こそが、まず、子どもに与えられる「病気だから入院する」という形での、最初の自分の病気への情報となる。以下に、その子どもに説明された「入院理由」を提示する（以下の入院への説明は、医師から病名と説明を受けた親が、子どもに説明した内容をナースがその親から聞き取って記述したものである。あるいは、親と同席した思春期の子どもへの、医師からの説明を、その場でナースが記述したものである）。年齢・性別と診断名のあとに、親から子どもに告げた「入院理由」を記述した。

- 八歳男児：横紋筋肉腫↓腫れているところを検査して調べる
- 四歳男児：急性リンパ性白血病↓ここでしっかりがんばれば、おうちに早く帰れるから
- 八歳女児：急性リンパ性白血病↓自分の体の中に悪いバイ菌が入っているから入院する
- 十二歳男児：急性骨髄性白血病↓血液が少ないから治してもらう
- 三歳女児：急性リンパ性白血病↓少し病気だから病院にお泊まりしてね
- 十四歳男児：急性リンパ性白血病↓検査の結果、感染しやすく貧血なので入院。本人も、貧血くらいなので、すぐ退院できると思っている
- 十一歳男児：急性リンパ性白血病↓なんだか不明だが、とにかく検査のため入院しましょう
- 六歳男児：横紋筋肉腫↓熱が出ているから治してもらう
- 八歳女児：悪性リンパ腫↓病名については、知らない。本人もそれほど長く入院するとは思っていない。熱が下がれば退院できると思っている
- 十四歳男児：急性骨髄性白血病↓病名は知らせていない。検査の結果、感染しやすく貧血があるので、詳しく調べてもらうため入院と説明
- 十四歳女児：横紋筋肉腫↓おできができているので、その原因を取り除くため入院する

＊私は、入院したての子どものそばで、子どもが母親にそのように聞くのを何度か見たことがある。母親は、気まずそうに「そんなこと言ってはだめよ。病気のせいなんだから」というようなことを子どもに言い聞かせていた。

・八歳女児：悪性リンパ腫↓病名知らない。体の中に悪いバイ菌が入っているから入院して治す
・十歳女児：急性骨髄性白血病↓腰痛と発熱についての検査と治療のため入院する
・六歳男児：急性リンパ性白血病↓熱が出ているので治してもらうため入院する

さて、以上の個々の子どもへの入院理由・説明を、その内容から分けてみると次のような三群に分類が可能である。

第1群：検査入院である↓「発熱の原因を調べるため」とか「どうも血液の中に病気があるらしいからそれを調べるため」というようなことを子どもは説明される

第2群：ある種の病気である↓「体の中に悪いバイ菌がいるのでそれを退治するため」「血液の中に悪いものがあるのでそれを治療する」などである。より年少の子どもへの理由づけにされることが多い

第3群：入院期間を述べる↓これは、根拠なくとりあえず子どもに「三カ月くらいで退院できるから辛抱して」とか「しばらく我慢して入院してね」ということを告げる

小児がん系の病気と診断された子どもの入院に際し、親と医師のあいだには、その子に「病名」を告知するか、するならば時期はいつにするかというような決断がまず、迫られる。もちろん、子どもに「病

名告知」をするかしないかの「判断」は、親の意向が最大に尊重される。そして、たいがいの（ほとんどすべてと言ってもよいくらいの）親たちは、子どもの入院に際し「病名告知」を望まない（親が子どもへの「病名告知」を強く希望するごく少数の子どもを除いては、初回入院時に「病名告知」をされる子どもは、ほとんどいない）*。

その結果、「がん系統」の病気で、したがって、深刻な病気で入院するというような「説明」は、先で記した入院理由・説明からもわかるように、子どもになされることはない。最初の自分の病気に関わる「説明」と「情報」がこの程度のものならば、そこから子どもは、どのようにして自分の病気への理解と認識を構築していくのだろうか。

まず、言えることは、このような説明・情報下での子どもの病気認識は、親や医療従事者の入院理由・説明、その内容の「雰囲気」に連動して、重篤な悪性血液疾患や腫瘍にもかかわらず、希望に満ちたものとなる。このことは、入院初期の子どもの次の言動からもうかがい知ることができる。

* もちろん、それはその病名のインパクトが子どもにショックを与えるのではないかという理由からだろう。同時に、親自身がその病名を子どもに伝えたあと、子どもが「ショックのあまり」どのように変化してしまうかとても不安だということも推察できる。がん告知に関しては、成人の患者に対しても「診断名を言うにはばかる」状況が日本の医療文化の文脈として長年構築され続けてきたのは周知である。しかし、近年、成人に対する「がん告知」はほぼ全員に告知される。しかし、子どもの場合は、親の意向で、ほとんどが（子どもへのがん＝病名告知は）「言うにはばかる」ことになる。

シーン８

大樹君は、この十一月に入院してきたばかりだ。六歳で病名は悪性リンパ腫である。親の意向で病名告知はされていない。入院理由として大樹君に説明されたことは、母親から「お熱が出て、どこか悪いところがあるかもしれないから、ここで検査して早く良くなろうね」である。それに対して大樹君は、「じゃあ、どのくらいぼくはここにいればいいの？」と母親に聞いている。すると母親は（根拠なく）「そうねぇ、三カ月くらいかしらね」と答えている。そのような状況で入院している大樹君と私とのプレイコーナーでのある日の会話。

（一緒に積み木を積み上げながら）「もうすぐ、クリスマスだね。プレゼント、楽しみかな？　サンタさん、大樹君にどんなプレゼント持ってくるかなあ？」と私。すると大樹君は「えー、サンタなんかいないよ。お母さんがファミコン買ってくれるんだよ。いちばん、新しいやつ」。私はおもわず「サンタがいないっていつわかったんだよ？」と聞く。すると「だって、ぼく、もう四月から小学校の一年生だよ。それに一月にはここから出ちゃうから、もう（ぼくとは）会えないよ」「そうかぁ、いなくなるのは寂しいけど、病気が治るってことだからいいよね」と私。すると大樹君、うれしそうにほほえみを浮かべながらうなずく。

しかし、実際には、大樹君は四月をすぎても入院状態が続いていた。しかも、四月前後に私が、大樹君に会ったときも、また、看護記録にもファミリーケア用紙にも「実際は四月から学校に行けないこと／行けてないこと」を大樹君が言及した様子はない。

ともあれ、子ども各人に対する最初の入院理由・説明で、病名はもとより「病状そのものの重大さ」がそれらの理由・説明のメインにはなっていないことがわかる。

中には、次のような例もある。

十一歳のときに完全退院して、その五年後に白質脳症（白血病の放射線治療との関連が疑われる脳神経疾患）で再入院してきた十六歳男児。本人は病名は知らない。白血病を入院治療中、親は「入院理由」として「何の病気かわからないので検査のための入院」として治療終了まで通した。治療を終了してから五年経過したので、医師から「そろそろ病名を告知してはどうか」と勧められた矢先に白質脳症を発症した。

このように子どもは、基本的に病名もないまま、「検査のため」という「理由づけ」や日常的な病気の延長、すなわち「バイ菌退治」や「おでき取り」というようなイメージで入院状況に置かれる。それとともに、まわりの「深刻でない」説明の雰囲気と相乗していくと、ますます自分の病気の深刻さに対する認識は困難になる。その結果、大半の子どもは、入院当初は自分の病気はなんだかよくわからないが、退院後の近い将来の希望を語ったり、すぐに退院できると思っていたりして、「軽い病気なので近々元気になる／退院できる」というような病気に対する認識を形成することになる。ただし、例外的に、少数の、入院当初あるいは入院してしばらく経ったあとに病名告知を受けた子どもは、その病名のイメージから、「これは／もしかすると重い病気かもしれない」というような病気認識をもつこともある。このような病気認識は、医師および親からの病名告知と説明に際して、その内容と意味が理解できる子どもが対象となるため、比較的年齢層が上の子どもがもつ認識となる。これまた、ごくまれにだが、病名告知は受けていないものの、子ども自身の鋭い「感受性／直観」などによって「もしかするとこの病気は、重いのかもしれない」と自分の病気の状態を「見抜く」子どももいる。そのような子どもたちの様相を次に列挙する。

・十五歳男児：急性リンパ性白血病↓病名知っている。自分の病気を理解している
・十三歳男児：慢性骨髄性白血病↓病名は知っているが、その詳しい病状などは知らせていない
・十五歳男児：慢性骨髄性白血病↓一時退院時に病名など、すべて話した。今回の入院についても理解している
・七歳男児：急性リンパ性白血病↓病名は言ってないが、いままでとは少し違う病気だとはわかっている様子。「ぼく治るの？」などと聞いてくる
・十歳女児：急性リンパ性白血病↓病名は知らないが、大変な病気であることは知っている様子

入院生活が始まり、治療経験が積み重なり、また先に入院生活を送っているほかの子どもの様子を見ていろいろな状況がわかってくると、子どもは自分の病気への認識を拡大させていく。

シーン9

思春期以前の子どもの大部屋にいくと、ベッドにいて手持ちぶさたな感じの七歳の章ちゃんが私に、さも得意そうに言ってくる。

「あのね、この前まで、健ちゃん（自分の向かいのベッドの子ども）、赤いお薬入れてたけど、きょうから青いお薬になったんだ。さっき、看護婦しゃんが来て青いのに取り替えていったよ。でね、ぼくもいま、赤いお薬使ってるけど、それが終わればだいたい健ちゃんと一緒だから、次のお薬は、青いお薬なんだ」

「ふーん、なんでそうだってわかるの?」

「だって、前のときも健ちゃんが黄色いお薬から赤いお薬に変わったとき、ぼくもそうだったもん。ぼくも黄色いお薬終わったら赤いお薬になったから」

「ふーん、よく見てるねぇ」

「だって、自分のお薬のことだよ。顔が腫れちゃうお薬もあるんだから。それいやだなあ。でも使わないと治らないから」

シーン10

思春期の子どもの大部屋。面会前のひととき。私は、浩一君のベッドサイドのイスに腰をかけている。浩一君は検査のため、ベッドは空である。その向こうに啓介君（十四歳）がいる。そして、となりのベッドの竜一君（十一歳）に話しかけている。

「あのさぁ、この治療が終わればさ、結果が出てくるだろう。そのとき、白血球の数が上がってればさ、一時退院できるんだぜ。前いた、よっちゃんもさ、その治療のあとに結果良くて一時退院していったし」

このように子どもは、入院生活では先輩にあたるほかの子どもの様子を見て、具体的な薬の名前ではなく薬の色から、それが使用される順番を学び、効き方と副作用を知っていく。また、シーン10のように子ども同士教え合って、外泊の基準や治療クールの段階を理解していく。その結果、治療クールが一段落したあとの、つまり次の治療クールまでの「一時退院」と、治療が終結したあとの「完全退院」の区別がわかりだしてくる。そのため、子どもは、この病気には上記のような治療のクールがあって、二、三カ月の短いスパンではどうやら治療は終結しないらしい／治らないらしいということがわかってくる。繰り返し、入院治療の必要な病気だと理解していく。以上のようにして、子どもは、自分自身の治療の進行と病棟生活での先輩の子どもの言動／行動や治療の進行状況を見て、治療に関することや病棟社会でのそれに応じたふるまい方を学んでいくのである。しかし、子ども同士の情報のやりとりも、基本的には大部屋で流通する範囲にとどまっていく。これは、大部屋にいながら施行される処置や治療の様子に関する情報への認識と、大部屋から個室に移ることになる骨髄移植前後に関する情報認識にとどまる。後者の情報の認識程度は、移植対象者はいずれ個室に行くだろうという情報と、大部屋に戻ってきた骨髄移植終了者の移植体験についてである。また、この時期の子どもは、言葉をある程度使用することができて、かつ理解できる年少児も含めて、いわゆる「病棟用語」をどんどん覚えていく。*

また、「完全退院」していった子どもの再発・再入院などから、骨髄移植後の再発や治療終結後に再発があるらしいこともわかる。その結果、「どうもこの病気には、良くなる子となかなか良くならない子がいるらしい」こともわかってくる。そして、この時期にようやく子どもは、入院当初に認識していたような「楽観的な」病気ではないらしいと思えてくる。子どもが、まわりの大人たちの楽観的な雰囲気と相乗して、当初、楽観視した以上にこの病気は手ごわく、その様相は複雑で治療経過も長く、どうやら大変そうな病気だという認識をもつ子どもも、とくに年長の子どもを中心にして増加してくる。

＊子どもたちの会話でよく飛び交う「病棟用語」は「ヘパロック」「一時退院」「完全退院」などである。同時に、そのような「用語」を使用しながら、「治療ごっこ」も始まる。注射をするシーン、お薬がまわってくるシーンなど、子どもにとって「きつい」治療状況を「ごっこ遊び」を通して自分の中になじませていく。あるいは、それらへの「慣れ」をつくっていく。子どもにとってつらい「治療の物語」を、子どもは遊びの形を通して、そのつらい物語をコントロールして、自分の物語としていく。遊びという（治療の）疑似体験を構成して、自分がされている治療を「外在化」して眺める。そして、自分の心身に強烈に侵襲してきた「治療」をなんとか自分の物語の中に治めようとする／収めようとする。なぜなら、自らに降りかかる「治療の物語」は、白血病の（小児がんの）子どもにとって、絶対「受け入れなくてはいけない」物語だからだ。

以上、述べてきたことから、終末期以前の子どもの病気認識および病棟生活での変化は、以下のようにまとめられる。

・子どもの病気認識および病棟生活での認識変化

第一段階①：自分の病気はなんだかわからないが、入院は要しても軽い病気なので近々元気になる。そして退院できる

第一段階②：これは／もしかすると重い病気かもしれない（一部の思春期の年代を中心とした子ども）

第二段階：先に入院している同室の子どもと友人になる。そこでの情報からの病気認識の変化。↓使用される薬の順番を薬の色で覚えていく。↓外泊の基準や治療クールを理解していく。↓一時退院、完全退院の区別。↓骨髄移植という治療を認識する。↓病棟で使用される「病棟用語」を覚えて使用する。治療をまねた「ごっこ遊び」をする

第三段階：再発と寛解がある病気である（治療期間が長くかかる病気らしい）

2　子どもの病気に対する母親の態度という「情報」

自分の子どもが白血病であるという診断を医師から聞かされたときの母親のショックは、察するにあまりある。それでは、そのようなショックをかかえた母親は、子どもの前ではどのようにふるまうのだ

ろうか。あるいはふるまい続けなければならないのだろうか。

以上のことに強く関連するものとして、子ども自身の病気への向き合い方と認識の深さが、母親の態度によってどのように「決定的」になるのかということを本節では検討する。そのために、まず、子ども自身が自分の病気にどのように向き合うのかという、いわば「闘病スタイル」の違いに焦点を当てる。以下で提示する二つのシーン＋語りは、その「闘病スタイル」で対照をなす。どちらも思春期の女児である。

シーン11

フィールドワーカーである自分の性が「男性」であることをやっかいだなと思うときは、思春期女子の大部屋に入るときだ。着替えやベッド上での処置などがあるときは、もちろん入れない。それからそういうことがないときでも、男性には「なんとなく入って来てほしくない」雰囲気を感じる場合も入らない。その見極めは大変むずかしい。いきおい、思春期女子の大部屋からは足が遠のいてしまう。しかし、フィールドワーカーである以上（エスノグラフィを書くためにこの病棟に入っている以上）遠のく足をなだめながら、大部屋の雰囲気を見計らってから私は「こんにちは」と言って大部屋に入っていく。何人かの女児とは顔見知りになっている。そのなかの一人、太田さんは十四歳の女児だ。病名は急性リンパ性白血病である。親の希望もあって、医師から本人に正確な病名と病態、治療の進行具合を伝えてある。そのせいか、自分の病気についてよく勉強している。「こんにちは」と太田さんのベッドサイドで声をかける。ちらっと私を見て、熱心に読んでいた小冊子を閉じる。あ、読書中かと思い、目礼をして別の女児のベッドサイドに行く。その際、ちらりと目に入った小冊子は子ども向けにやさしく解説された「白血病」の説明書だった。彼女のベッドサイドにも血液疾患関連の本や血液疾患者の「闘病記」が、ほかの子どもに目立たないように並べられている。

彼女について担当ナースが述べる。

語り●3

太田さんは、けっこう、同じ部屋の一部の女子とよく治療や処置についての話をしてますよ。たぶん、そこから判断してだと思うけど、同病と思われる子どもの治療の進展状況をよく見ていて、次にどのような治療がやってくるか、どのような副作用が出てくるかをだいたい予測し、認識しているみたい。だから、新しいクールで治療を始めるための説明についても、とても理解がスムーズです。そのうえ、本人もその治療に入ることを納得しているので、治療導入がとてもしやすいんです。ただし、彼女自身の病名については、ほかの子どもには言わないようにと言ってあります。彼女みたいに病名が告知されている子どもばかりではないですから。

シーン12

吉川さんは十五歳の女児である。病名は悪性リンパ腫。親の希望もあって本人には、リンパ腫とだけ伝えてある。悪性とは伝えていない。思春期女児の大部屋にいるが、他患との交流、情報交換ともそれほど活発ではない。脱毛隠しの白い毛糸の帽子をかぶっている。よく一人で本を読んでいる。それは、長篇のシリーズ物であることが多い。最近は『赤毛のアン』シリーズに夢中のようだ。担当ナースが、新しい薬を使用する、次の治療クールに入ることを伝えにくる。吉川さんの顔がとたんにくもりだす。「え、どういうことですか？　いま、調子いいからこのままいくと思ってたんです。急に薬とか変えちゃうんですか？」とナースに聞く。ナースは説明する。すると吉川さん、「なんか、また痛いことあったりするのかなあ。気持ち悪くなったりすることも。いやだなあ」と述べて顔をくもらせたままである。そしておもむろに、「髪の毛はいったい、いつになったら生えて来るんですか？　この次の治療でなんとかなるんですか？」と吉川さんには珍しくやや強い口調でナースに聞いてくる。ナース、困ったような顔を浮かべる。そして「この次の治療クールで髪の毛がどうこうということにはならないのよ。病気そのものへの新しい治療クールだから」といちおう説明する。

新しい治療クールがくるたびに、右のような問答が繰り返されると担当ナースが述べる。

語り●４

彼女は、日ごろほとんど自分の病気や薬や検査について聞いてきません。また、自分の病気に関する情報収集や勉強などもとくにしてないです。だから、困るのは、新しい治療段階に入るときに何をされるのかと、とても不安が強いんです。太田さんみたいに、少し自分でも（治療の順番を）知っているともっと楽に治療を受けられるんですけどね。家族も、あんまり病気のことを本人に知らないでいてほしいみたいなので仕方ないかもしれません。そのへんのことをよく「配慮」してしまう子なので。

シーン12の吉川さんにとっての新しい治療クールは、次に自分がどうなっていくのかがいつでもわからない、いつでも初めての、新奇で不安な体験として立ち現れてきてしまう。その結果、治療クールが新しくなるという状況がくるたびに、右のような不安と抵抗にからむ「発話」が担当ナースとのあいだに持ち上がる。それに対して、シーン11の太田さんの場合は、正確な病名告知と病態に関する説明を受けるなどしているので、自分自身の病気をよく理解している。そのうえ、みずからも自分の病気に対する情報収集に積極的である。その結果、この治療が終了すれば次にどうなっていくのかが、副作用も含めて認識できることとなる。そのため、吉川さんと同様の、苦痛な治療体験でも、よりいっそう、その「痛み」は、理不尽ではない、わけのわかる「痛み」や副作用として、自分のもっている治療に関する知識の確認として定置され続けるのである。

また、これらの状況から、子どもが自分自身の「病気を知ること」についての起点とも言うべきものが見えてくる。それは、病名および治療状況について子どもが知りうる／知っていく情報は、まず親の意向によって左右されるということである。親が子どもに病名告知も含めて自分の病気についてたくさん知ってほしいという意図・意向*があればあるほど、それに伴って子どもの自分の病気についての情報量は増大する。

つまり、子どもは、基本的に親の意図・意向を反映して／意図・意向に応えて、自分の病気に対する知識とそれに伴う治療への知識量を増大させるということである。もちろん親が、知識量が「増えない」ことを子どもに望めば、吉川さんのように子ども自身がいわば「自己規制」していく。

これらの、親の子どもの病気に対する意図・意向は、同時に子どもの「病名告知」に関するインフォームドコンセントに関わるものでもある。日本では、親の意図・意向にほぼ完全に沿って、子どもへ病気説明が行われる。対照する意味で、米国での小児がんの子どもに対するインフォームドコンセントの

＊子どもに対する親の意図・意向は、病棟社会では絶大な影響がある（これは、病棟社会では子どもは「どうあってほしいのか」という、親のいわば子どもへの「欲望」である）。そして、それは病名告知などから始まる子どもの病気認識に、ほぼ決定的に影響を与える。とりわけ、病気に関する情報はほぼ完全に親の意図・意向に沿って子どもに提供される。基本的に子どもは、それに沿って／それを超えないようにして病気に関わる情報を摂取、あるいは規制していく。

状況を次に述べる。

現在の米国では、小児がんの子どもへのいわゆるインフォームドコンセントは、ほぼすべての子どもに施行されている。この事情に詳しい才木は[13]「米国ではすべての子どもに、わかる範囲で正しい病気や治療にかんする情報が与えられていたので、母親と子どものあいだにはオープンな話し合いがあったし、治療の決定も子どもの意見が中心になっていた。年齢の高い子どもの中には、自分がターミナル期に入ったことがわかると、母親の意向にかかわらず、治療の中断を申し出る子どもも多かった」（傍点、筆者）と述べている。それに対して日本では「診断名や予後を子どもに隠そうとする母親が多く、正しい情報を自分、夫、医師の誰かが子どもに説明したのは」（才木がインタビュー対象にした母親への調査では）「五十七人中四人だけだった」と述べている。つまり、現在の日本の小児がん病棟では、太田さんのように正確な病名告知を受けている子どもは少数派だということがわかる。

しかし、一九七〇年代は、米国でも小児がんの子どもへのインフォームドコンセント状況はほぼ日本と同様だった。前述したように医療人類学者ブルーボンド・ランガーが、小児病棟で「白血病の子どもへのフィールドワーク」を七〇年代前半に行った時点では、ほぼ現在の日本の小児がんの子どもへのインフォームドコンセント状況と同様だった。すなわち、子どもたちは自分の病気について、その病名や予後などを知ることはほとんどなかった。そのような、現在の日本と似ている状況での、ある子どもの「語り」をブルーボンド・ランガーは紹介している。[14]

ママの鼻は赤いでしょ。あれはぼくのせいなんだよ。ぼくのお見舞いにくるとみんな泣いちゃうんだ。ぼくの病気は悪いんだね。

この発言をした五歳の少年は、自分の母親が泣いているのは、自分の病気が「非常に重いこと」を表すものと解釈した。そして、ついにこの少年は、いつもだと当然厳しく叱られるはずのことをしても叱られないことに気づいてしまう。それどころかほめられるのだ。その結果、自分に対するまわりの人の態度を解釈して、彼は自分の病気が非常に重いものだとみなし、その見解に一致するような行動をとるようになる。また、ある子どもは、母親が医師から「(その子どもに) 骨髄穿刺をしなければならない」と言われたあとに泣いているのを見て、今度の骨髄穿刺が思いがけないもの (前回からまだ四週間もたっていなかったので) であることがわかり、母親の態度から、自分の症状が良い方向にいっていないこと、および予定外の骨髄穿刺をするということは良い兆候ではないということを推論していった。

それでは、日本の子どもはまわりの大人たちを見て／その行動を解釈して、ブルーボンド・ランガーが観察した子どもと同様な「発話」をしたり「推論」をしたりするのだろうか？*

＊これらの「発話」や「推論」に至るベースとなるのは、まさしく自分の「病気」をどのように認識するか／しているかということである。

このことはそもそも、日本の親たちは、病棟社会では子どもにどのような態度と行動で臨んでいるのかということでもある。そして、これらの親たちの態度と行動は、それを見た子どもが、自分の置かれた「状況」を解釈する「情報基盤」として重要なものとなる。

それでは、病棟社会の日常では、母親は子どもに対して具体的にどのような態度と言動・行動をとり続けるのだろうか。次のシーンは、子どもと母親が日常的に出会う面会場面での一連の流れである。母親の子どもに対する態度に焦点を当てて詳細に提示する。なお、このシーン全体の流れと文中の母親の「思い」は、これまでのシーンと同様、私の合成である。しかし、同時にこのシーンは、母親の子どもに対する態度・言動・行動についてのナースへの聞き取り、私自身と母親との病棟での「立ち話」、さまざまな時間や場面で生起する病棟での母親と子どもの「やりとり」などの状況への参与観察を通して、「母親の子どもに対する態度」を「合成」している。いわば観察したそれぞれの事実の「場面」を組み合わせて再構成したものである。

シーン13

ちょうどそのころ、面会時間にやや遅れて公ちゃんの母親がエレベーターで三階に降り立つ。小学五年生の公ちゃんは急性の骨髄性白血病だ。治療の副作用でほぼ完全に脱毛している。面会時間がすでに始まっていて、病棟のそこここでは母親の話し声が交錯する。子どもに語りかけたり、一緒に遊んでいる母親たちのたくさんの声が飛び交っている。

いくぶん遅れてきた自分に多少の「いらだち」を感じながら、公ちゃんの母親は病棟に入ってくる。なかなか寛解に至らない子どもの病状を思うと気分が沈んでくる。自分の顔はおそらくうんと暗い顔だなと思う。病棟に入ったら「元気な顔」にならなくてはと思う。いつものようにドアの暗証番号を押す。まるで指自身が完全に数字を覚えてしまっているかのように自然にボタンを押していく。病棟だ。目が合ったナースに軽く会釈する。病棟に入ってすぐのところにある洗面台で手を洗う。いつもの繰り返し。暗証番号を押し、入るとすぐに手を洗う。ここで私は顔を変えるのだと自分に言い聞かせる。私の子どもはとてもつらい思いをして病気と闘っているんだもの。私自身が弱気じゃだめ。それに、こんな暗い顔を見せたら、うちの子は敏感だから、自分の状態があまり良くないなんて思ってしまう。そんなのは絶対だめ。たとえ、うんと悪くたって私が元気な顔を見せなければ。そうじゃないと子どもを元気づけられないもの。

いつものように、そう言い聞かせるのも、子どものいる病室に足を運ぶための呪文のようだ。別の世界に入るための呪文。そんな気がする。もちろん、早く会いたい。できるだけ長くそばにいてあげたい。でもほんとにこんな顔じゃだめ。コンパクトを取り出す。泣きそうな顔を整える。明るい表情。そうだ、きょうは子どもがほしがっていたガンダムの模型を持ってきたんだから。子どもも喜ぶのだから。だから、私もこんな顔じゃいけない。コンパクトをしっかり見つめ直す。そこにはとてもくたびれはてた、悲しい顔の中年女性が映っている。少し深呼吸をする。そのあとほほえんでみる。うん、こんな感じ。コンパクトでもう一回自分の表情を確認する。そうそう。

明るい顔になってきた。コンパクトをバッグにしまうと、子どもがいる病室に向かって歩きだす。ピクニックに行くように。明るく。

病室に行くと、もうすでに岸本君のお母さんや早澤君のお母さんがいる。病室の入り口のところで挨拶する。ベッド上の息子を見る。目が合う。少しにっこりする。うれしそう。でもまたすぐに気分悪そうな表情と雰囲気に戻ってしまう。あわてて、「ほら、ガンダム。きょう持ってきたのよ。はい、これ」。公ちゃん、箱を受け取る。しかし、気分の悪さがまさるのか、しばらく眺めたあと、だるそうにそのガンダムをベッドに置く。母親は、「ガンダムよ。前、あんなにほしがってたじゃない。包み開けてごらん」とにこやかに言う。公ちゃん、だるそうに包みを開け始める。中から真新しいガンダムのフィギュアが出てくる。ほかの母親から「あら、公ちゃんいいじゃない。このガンダム、ほしかったのよね」とにこやかに声をかけられる。公ちゃんは、だるそうなままである。「陽ちゃんは、新しいおもちゃ買ってもらったの？」と公ちゃんの母親が語りかける。陽ちゃんの母親が「ええ、これほしがっていて、うるさくて」とベッド上でそのおもちゃで熱心に遊んでいる陽ちゃんを見やる。「いいわねぇ、陽ちゃん、ちょっとそれおばさんにも見せてもらえる？」と公ちゃんの母親。表情明るくほほえんでいる。陽ちゃん、手にしてそれを見せる。公ちゃんの母親、「いいわねぇ」と言う。母親たちは、まるで公園で自分の子を砂場で遊ばせて、それを見ながら世間話をしているような明るい雰囲気である。公ちゃんは、ガンダムを所在なげに見ている。六人部屋で小学校五年のわが子をはじめとして中学校二年までの男子がいる。思春期の子どもの病室だ。みんなそれぞれのベッドでファミコンをしたりゲーム関係の攻略本を読んでいる。ときおり、子どもたち同士でファミコンのソフトを交換しあったり攻略の仕方の情報を交換しあったりしている。

ほかのお母さんたちとも、もうすっかり顔なじみだ。子どもの闘病仲間だ。みんなそれぞれわが子の病状に一喜一憂している。同じだなと思う。でも、うちの子は。うちの子はまだ寛解に入ったことがない。そのうえ、治療の副作用がさまざまなところに出ている。顔は焦げ茶色だ。もちろん日焼けなどではない。肝臓が相当弱っているのだ。黄疸も出始めている。それに骨がとてももろくなっていて骨折しやすい。この前も自然に肋骨を折ってしまった。その状態がかなり長期間続いている。もともと細い子だったけどいちだんと細さが目立つようになった。病状も一進一退だ。私は、それをとても気に病んでしまう。もっと早く私が気がつけば。あるいはもっと何か、ここに至るまでに良い方法はなかったのかと。息子がこの病気になったことについて、柴田先生は、原因不明と言ってたけど私が悪いような気がしてならない。私の何かが足りなかったから息子はこのような病気になったのではないか。そう思えてしまう。本当に悪いことをした。だから、いまからでも、できることは全部やってあげたい。

公ちゃんがベッドの隅に隠れて溲瓶に用を足している。それに気づいた公ちゃんの母親は、「終わった?」と声をかける。うなずく公ちゃん。溲瓶を取り上げ、母親は小水処理のため病室を出て処理室に入る。黙々と処理しながら、目には涙があふれてくる。頬に涙がこぼれ落ちる。ときおり、押し殺したような声で嗚咽する。誰もいないのを確かめながら。しばらく泣いたのち、口を真一文字に結ぶ。涙の出どころに栓をするかのように。そのあと、あわててハンカチを出して涙の跡をふきとる。少しほほえむ練習をする。そして、処理室を出ていく。こぼれるような笑顔を見せながら病室に戻ってくる。その笑顔で、子どもに巣くっているがん細胞に対抗するかのように。

このように母親たちは、少なくとも子どもの前では、きわめて／努めて「明るく」ふるまっていた。あたかも子どもが病気などにはかかっていないかのように。あるいはもう子どもが健康を回復しつつあって退院間近であるかのように。

小児がんの子どもをもつ母親へのインタビューをした才木は、「小児がん」と子どもが診断されて以降の母親の子どもへの態度に関して、インタビューの回答を提示しながら、母親の子どもの病気に対する「態度」を次のように述べている。(15)

診断が告げられ、がんとの闘いが始まってすぐのころには、母親たちの精神状態は安定せず、自分の感情を抑えたり、隠したりする努力が必要だった。しかし、時間とともに母親たちは状況に適応し、安定した精神状態を保てるようなっていった。次の山田さんのことばは、母親たちがケア体験をとおしてどう変わっていったのかをよく表わしている。

診断直後に大泣きしました。でも、その後は、私ががんばらなくちゃって、気持ちを切り替えたんです。結局、母親は私しかいないんだから、私がしっかりしなくちゃって。ともかく、子どもには涙を見せないように、泣くときはトイレに駆け込んで泣いて、一生懸命顔を洗って、あの子の前では平気なふりをしました。親がオロオロしたら子どもにまで影響するでしょう。ともかく怖がらせないようにって、一生懸命だったんですよ。でもだんだん強くなるっていうか、涙も出ないようになったんです。（略）子どもを不安にさせないために、母親たちは子どもの前では平静を装わなくてはならないが、「ときどきスッと気が弱くなったりして、涙を流してしまって、あわてて拭ってこんなんじゃダメだって自分を励ましてました」と山田さんは話してくれた。

以上の才木のインタビュー例は、本フィールドワークでのシーン13での母親の子どもに対する「態度」に匹敵する。すなわち、両者とも「子どもを不安にさせないため」に子どもの前では「徹底して」平静な態度を装うということである。

才木の例では、診断直後の山田さんの「大泣き」がどこで行われたかがわからないが、少なくとも私のフィールドワークでは、医師やナースへの聞き取りも含めて、母親が子どもの前でショックのあまり「悲観的」な方向の感情を出すことは、診断初期から終末期に至るまで一貫して見受けられなかった。*

＊「悲観的な態度」などが見受けられないのは、しかし、あくまで「子どもの目の前」だけである。

例えば、このような母親の楽観的態度は、母親にとってより「悪い知らせ」がもたらされたときにも見受けられる。次のシーンは、終末期段階に入った子どもの「余命」を、医師が母親に告げた場面である。

シーン14

病棟外の部屋でナースが同席して、担当医師がムンテラ（病状説明）を行っている。再発して個室にいる終末期の新ちゃんに関してである。都合で父親は来られないらしく、母親だけが、そこで医師から今後のことを聞いている。おおよその余命が告知される。医師が言う。「たぶん、年は越せないと思います」。まだ若い母親は、目にいっぱい涙をためる。ムンテラが終了し、部屋の外で母親は、同席したナースから慰められている。ハンカチで涙を拭って病棟に戻ってくる。入り口の手洗い場で手を洗い、そのあと軽く顔を洗う。涙の跡をコンパクトで確かめ、もう一度ハンカチで顔を拭ってから個室に向かう。個室の中では明るい声で「新ちゃん、遅れてごめんね。お母さん、少し、先生とお話があったものだから」と言う。「あのね、えっちゃん（妹）、幼稚園に入ったでしょう。友だち、たくさんできてね、お兄ちゃんいなくていままで寂しそうだったけど、いまじゃ幼稚園のお友だちと遊び回っているのよ。でもね、お兄ちゃんとも早く遊びたいって言っているから、早く良くなってまたみんなで遊ぼうね。きょうは、何して遊ぼうか」と言って、ベッドサイドに置かれたおもちゃやトランプなどの山を物色している様子。にこやかで楽しげな雰囲気が伝わってくる。

このように母親たちは、子どもが終末期になっても、それどころかほぼ死ぬ直前の「臨死期」に入ったときでさえ、子どもが「意識のある」かぎり、その子どもの目前では、そのような明るい態度・言動を続行する。あるナースが、驚いたように語る。

語り●5

担当の光彦君は、もう末期であと二、三日という感じだったんです。お母さんもそのことを理解していて覚悟を決めながら、一生懸命「最後のひととき」をともにいようと個室に泊まり込みで光彦君と過ごしてました。痛み止めでうとうとして意識がないときでも、片時も光彦君の手を離すことはありませんでした。看病疲れのやつれた顔をして、じっと光彦君の顔を見つめてました。光彦君の意識が戻ったとき、急に「うれしそうな顔」になったお母さんが、光彦君に次のようなことを言いだして、私は少しびっくりしました。

「みっちゃん、良くなったら、おうちに帰ってまた遊ぼうね」と言いだしたんです。そして、すごく明るい口調で「良くなって退院したら、退院のお祝いに好きなものうんとたくさん用意して、お友達もいっぱい呼んでお祝いしようね」って。そのときだけは、やつれた感じもなくなってにこやかで、部屋にたまたま看護で入っていた私には、まるで軽い疾患で入院中で、退院間近の子どもに話しかけているように思えました。ほんとにいま、まさに死のうとしている子どもの状況を完全に無視しているかのような口調に正直驚いたし、違和感ももちました。

以上のシーンや語りから見てとれることは、ほとんどの母親は一貫して意識のある子どもの前では「気弱」なところや「悲観的」な感情など、子どもにネガティブに受け取られるような態度・言動はとらないということである。

それでは、そのような母親のあり方を見て、子どもは自分の病気認識をどのように方向づけていくのだろうか。

ブルーボンド・ランガーが提示した子どもと同様、日本の子どももまわりの、とくに母親の様子をよく見ている。なぜなら、子どもは「病棟社会」という新しい環境に適応する必要があるからだ。そのために、先に入院しているまわりの子どもの言動・治療の具合などをよく観察する。そして、そのように病棟社会を「観察」し、そこで成立している／成立しつつある「関係」の諸相と「やりとり」することを通して、その社会における、治療に向けて厳しく収斂するルールと秩序を十分に含み込んだ社会的・文化的文脈の中に自分を定置していく。自分の病気への認識は、この病棟社会における自分の「定置」の仕方への、ほぼ全体に通底する基盤とも言えるような重要な軸となる。ただし、その病気認識の方向は、先に提示したブルーボンド・ランガーが観察した子どもと日本の子どもとは全く違ってくる。ブルーボンド・ランガーの観察した子どもは、自分たちの状況を／病状などをまわりの大人たちの雰囲気やに、子どもの病状に合わせて「正確」に感情を表出しない。表出しないどころか、あたかも病気などそうな様子から察していく。つまり、母親の子どもに対する「態度」や「感情の発露・発現」が、その子どもの深刻な状況に合わせて、そのまま、ストレートにでることを子どもは観察し、その結果、彼らは、自分の病気の重さへの認識をほぼ正確に把握し続ける。

しかし、本フィールドワークの、母親の子どもに対する「態度」や「感情の発露・発現」は、たとえ、子どもが終末期で死に近いところにいても、そのため重態で深刻な状況であっても、すなわち、どんな状況・場合でも、意識のある子どもの目前では基本的にきわめて気丈かつ元気に楽観的にふるまわれるのである。このような子どもに対する母親の「ふるまい方」は、結果として子ども自身の病気認識を楽観的な方向に決定づけていく。すなわち、子どもは、そのような母親の楽観的な態度・感情を「正確」に読みとっていく／読みとらざるをえない。なぜなら、病棟社会の子どもにとって、入院時の医師からの説明のあとは、「自分の病気の刻一刻の日常的な進展状況に関する情報」が、母親以外からはほとんど入ってこないからである。その結果、ほとんどの子どもは、提示したシーンや語りで描かれているように、母親の、子どもの目の前での「楽観的態度」や希望に満ちた言説などによる「子どもが元気になるふり」を通して、自身の病気の予後を「楽観的なもの」として認識し続ける（その「楽観的態度」は、病名が告知された子どもも、そうではない子どもも同様である。病名を告知されていても「つねに」希望に満ちた方向で、治る方向で、子どもに向けた母親の言説は発露・構成される）。

以上のように本フィールドワークのすべての母親は、ブルーボンド・ランガーが観察した母親のように、子どもの病状に合わせて「正確」に感情を表出しない。表出しないどころか、あたかも病気などそこに存在しないかのように、にこやかにふるまう。臨死期に至るまで、子どもに対し未来への希望を述べる。このように母親は、子どもから見られない場所で泣くことはあるが、子どもの前ではきわめて気丈にふるまうのである。

こうして母親は、子どもの病気に対する自分の「態度」と「感情表出」で、二重の基準をもつことになる。その二つの基準とは、

1、子どもの目の前では、つねに明るくあたかも病気などないかのようにふるまう

2、子どもから見えないところでは、子どもの病状に即した自分の正直な感情、すなわち、泣くなどの感情を吐露する

とくに1の基準は、次のようなメッセージを子どもに与えることになる。すなわち、「自分の病気は重くない。しばらく入院すれば治癒する」というメッセージである。また、このメッセージは、母親が闘病中の子ども自身にもしっかりもってほしい「病気認識」でもある。そのため母親は、子どもにぜひとももってほしいこのような病気認識に「悪い」影響を与える自分の「悲観的態度・感情」を、子どもの前では注意深く排除する。そして「明るくふるまう」と同時に、子どもの病気認識に悲観的な影響を与える話題（病死などの死、増悪に結びつくような話題）をも子どもの前では注意深く排除するのである。*

このような、母親の子どもに対する態度と感情表出の二つの基準によって、子どもは、自分の病状の具合をほぼ正確に知ることが困難になる。そして、子どもは、自分の病気の予後を基本的に楽観的なものとして認識し、「死」と結びつけない傾向をもつようになる。

こうして、子どもは、母親の楽観的な、子どもが元気になっていくかのような「ふり」の情報をもとにして、自分の病状への認識を方向づけていく。そのうえで、病棟での関係の諸相を維持していく。**では子どものほうは、そのような母親に対して具体的にどのような言動で接していくのだろうか。まず、あるシーンを呈示する。

---

* 才木も、そのことを次のように述べている。(16)
「子どもの精神状態を安定させることは母親の大きな役割だと考え、多くの母親は、本当の病名や悪い情報は本人に伝えないほうがいいと考えていた。多くの母親は（略）悪い情報はひたすら隠そうと努力していた。」

** 病棟社会とは、治療する／されることに向けて強力に収斂する社会である。そもそも病棟社会の、社会としての存在理由がまさしく、「病気の治療を行う」ということである。その意味で、自分の病気をそこでどのように認識して、その結果、それをどのように具体的に「扱うか」ということの決定は、その社会を構成する一員になるために果たされなければならないきわめて重要なステップである。つまり、自分の病気を認識するということは、母親を基軸とする（医療スタッフも含めた）まわりとの関係の中で、それをどのように認識すれば病棟社会の存立目的の文脈を大きくはずれることなく、かつそこでの「関係」を円滑にして、その社会で適応的に生きていくことができるかということのベースになるものである。

シーン15

本村さんは十三歳である。病名は急性リンパ性白血病である。本人に病名告知はない。しかし、母親は、本人はなんとなく自分の病名を知っているような気がすると述べている。一度寛解に入ったが残念ながら再発してしまう。そのため、ふたたび入院することになる。主治医の芝先生が（病名にはふれずに）母子二人を前に現在の病態を説明する。同時に、治療のために「再入院」をしなくてはならないということも伝える。その後の母娘二人の会話である（以下の会話は、主治医の「病態説明」に同席した本村さんの担当ナースがファミリーケア用紙に記録したものである。一部改変して引用）。

「また入院になっちゃったけどがんばれる？」と母親は、本村さんにおずおず聞く。再発がやはりこたえている様子。すると本村さんは「お母さんはがんばれる？」と逆に問う。自分の再入院に、自分より母親が耐えられるかどうか心配している様子である。

このシーンで、子どもは、お母さんががんばれるなら／大丈夫なら、私もなんとかがんばれる／大丈夫であると述べている。つまり、再発して再入院する自分よりも、母親を気遣っていることがわかる。

また細谷は、子ども側の親に対する態度・配慮について次のような事例を紹介している[17]（一部省略・再構成して引用）。

十三歳時に腹部原発の悪性リンパ腫発症の女児。手術、放射線照射、化学療法にて治療。その後、両親の希望で、細谷のいる病院に転院。子どもが病名を知っているらしいと感じた両親が子どもへの病名告知を希望。この子どもは、以前の病院で種々に検査をされているうちに「どうやら大変な病気らしい」と認識。そのため、ときどき親に「探り」を入れてきたので、両親は「この子は、病名を知っているかもしれない」と考えた。そこで細谷は親の意を受けて病名告知の後、病態説明へ。するとこの子どもは、いろいろの困難のあとようやくうまく収まっている家族関係が、自分が病名を知ってしまったという事実を両親に知られてしまうことにより、壊れてしまうのではないかという不安を述べ、両親には自分に告知したことを秘密にしておいてくれるように細谷に頼んだ。細谷が本人への「病名告知」は両親の希望であるということを話してやると非常に安心し、その後この子は、とても気が楽になった様子だった。

この話は、子どもがいかに自分の病気に対する両親の意向を尊重して、それに沿うようにするのかということと、自分の病気の「取り扱い」をめぐって、両親に対していかに気を使って配慮するのかが見えてきて興味深い。

このように病棟社会の子どもは、みずからの病気についての、母親の「思い」に敏感に反応する。その「反応」の主眼は、親が子どもとの関係維持に「困らないように」子ども自身が親の気持ちをよく読みとって配慮するという形をとる。つまり、子どもは、まず、親の意向である「病気や再入院、病棟生活について自分の子どもはぜひこうあってほしい」という、いわば「親の子どもへの要望」と「気持ち」に一生懸命配慮する。また、それらの「要望」や「気持ち」を、子どもは非常によく読みとりもする。そのうえで、それらの流れに沿うように子どもは言動をしていくのである。

第5章　終末期、そして子どもの死

1　子どもの死をめぐって——病名告知・再発告知という情報から

医療側の治療、看護や母親の、それこそ必死の願いも効なく、ときに小児がんは子どもの命を奪い去る。通常子どもは、「徐々」に死に向かう。まずは（小康状態で安定する期間もある）末期状況になる。*この時点から、「治療 - 治癒」を最大目的とする医学的な力と文脈は大きく後退する。それにかわって苦痛緩和などを主にする対症療法や看護とケアが前面／全面に出てくるようになる。そして、治療的文脈とは違う「語り」が生起してくる。スタッフ側には、それぞれの治療に向けての「専門的役割」に取って代わり、ある意味、生の「人間」が立ち現れてくる。

*本論の展開上、私は子どもの死に逝く段階を、このように小康状態もある末期、小康状態さえなくなり、死にどんどん向かって増悪の一途をたどる終末期、そして、まさしく死の直前の臨死期に分けた。

また、病棟社会としても、いずれくる子どもの死に「社会的」に対処する必要がある。そのため、まわりの大人は「子どもの死」をどのように取り扱っていくのかの決定を求められる。いわば、その「子どもの死」が、そこで展開するさまざまな関係の諸相に「悪い／破壊的な影響」を与えないための、社会的な配慮を伴った「死に逝き方」というべきものの決定である。この「死に逝く仕方」とも言うべき社会的・文化的な文脈構成は、具体的には、「情報」の問題としてまず立ち現れる。つまり、子ども自身の病気や死に関わるどのような「情報」をどの程度子どもに与えるかによって、子どもが死に逝くまでのまわりの対処・態度やそれに伴う、相互作用としての子ども自身の言動・行動の文脈が決定されていく。

この「情報」の問題として、その後の子ども自身やまわりの対処・態度に決定的に強力に影響するのが病名告知という「情報」である。しかし、この病名告知という情報は、一様に等しく子どもに与えられるものではない。まずは母親の病名告知に対する要望がある。基本的にはその要望によって、病名を中心としてどのくらいの情報を子どもに与えるかが、母親と医師のあいだでほぼ完全に決定されていく。子ども自身が、どのくらい自分の病気情報がほしいかと尋ねられることはない。そのため、子どもが受ける病名告知の情報は、子どもの親の要望の違いに合わせて、ほぼ完全な形で病名告知を受けた者から全く受けない者までのスペクトルをもつこととなる。また、病名の情報は、再発時にもそれをどうするのかが再度問われてくる。なぜ、ふたたび入院しなくてはいけないのかという理由を子どもに述べて納得してもらう必要があるからである。ここでは再発したということ自体を告知するかどうかがまず問われる。また、再発したということを子どもに告げるということは、これまで病名告知を受けていなかった子どもに対しては、ここであらためて病名を告知するかどうかということも問われる。加えて、余命がどのくらいあるかを告げるかどうかということも、事と次第によっては問われるものとなってくる。

以上、「病名告知」に関しては、このように初回の入院から死に至るまでのあいだに、病名の告知を受けかつ再発告知を受けた子どもから、病名告知も再発告知も全く受けたことのない子どもまでが、それぞれ病棟社会には存在することになる。それでは、それぞれの子どもは、そのような情報の与えられ方の違いによって、どのように彼らの人生最後のときを過ごしていくのだろうか。以下、終末期に至るまでのあいだに、①病名告知を受けた者、②病名告知を受けなかった者のそれぞれについて、再発告知の有無と合わせて、終末期の子どもを分け、その状況の諸相を提示する。なお、病名告知および再発告知の対象となるのは、基本的にそのことが「理解」できるとまわりの大人に思われている思春期の、すなわち十歳から十八歳までの子どもである。よって本章は、とくに思春期の子どもの終末期を対象とした、その子らの心理的・社会的状況の諸相をみていくこととなる。

①病名告知を受け、かつ再発告知も受けた子ども

シーン16

柳君は十五歳である。急性リンパ性白血病である。中三だが、大柄で身長も高い。やや老けた

顔をしているので高校生くらいに見える。つい最近まで寛解して退院していた。外来で様子をみながら高校受験の勉強を本格的にやり始めた矢先だった。ある日の外来で再発していることがわかる。自分の病状は、主治医の説明などで理解している。再発してまた入院しなくてはいけないと言われたときも、「また、同じ治療を繰り返すのか、めんどくさい。受験があるのに」と母親には述べる。母親は担当ナースに「前回の寛解までの治療を繰り返せば、また退院できると思ってるようだ」と柳君の再発再入院についての「考え」を推測する。しかし、もう対症療法しかない終末期なので個室に入室することになる。大部屋ではなく最初から個室入院であったが、柳君自身は、とりたてて個室入院について言及することはなかった。個室では、高校受験の参考書などを持ち込んで気分がいいときには勉強している様子だった。

個室に入室してしばらく経ったころ、大部屋の子どもが風邪にかかり、感染を防ぐためにも個室隔離が必要となる。しかし、その時点で個室は満杯だった。そこで、小康状態にあった柳君に一時的に大部屋に移ってもらえないかという要請が担当ナースからなされることになった。

そんなある日。

担当ナースの山内さんが個室を訪れる。柳君はベッドに上半身を起こして高校受験の参考書を拡げている。「ん?」という顔で山内さんを見る。山内さん、ここはもう単刀直入に言ってしまおうと決心を固めてきたので、おもむろに、「柳君、悪いんだけどさ、感染防ぐために大部屋の子をここに移して隔離したいのよ。でね、その間、大部屋で過ごしてもらえないかな」と一気に述べる。

柳君、顔色がすっと白くなっていく。日ごろ愛嬌があってよくしゃべるほうなのに、急に口におもしがついたように押し黙ったままになる。うなだれた彫刻のようにうつむいたまま無言である。山内さん、どうしていいかわからず、この沈黙が息苦しくなり始める。すると、今度は柳君のほうから一気に、堰を切ったように話しだす。

「どうして大部屋に行かなくちゃいけないんだよ。だって、おれ、いま、ここで治療中なんだよ。おれ（治療が終わっても）二、三日は元気な感じになれないんだよ。だめなんだよ。たとえ、元気でもさぁ、大部屋に行くのやだなあ」と述べる（ここで言う「元気」は、現在の対症療法中の小康状態をさす）。

柳君は、親の希望もあって発症の早い時期に病名が告知されていて、また自分の症状もよく理解していた。

では、なぜ柳君はたとえ「元気」であっても、一時的にせよ大部屋に戻ることを非常にいやがり、落ち込んだのだろうか。

ここには、「モデル」という問題があると思われる。つまり、大部屋には自分と同じような体験をした人、すなわちモデルとなる子どもがこれまでにいなかったということである。柳君の中には、再発者は、個室で「隔離」されて治療を受け、そこで「良くなったら」また大部屋に帰されるという図式があったのではないだろうか。しかし、一方で柳君にとっては、自分がこれまで大部屋にいた時期に、再発から「良くなって」、その結果、個室から大部屋に帰ってきた再発経過者ともいえる、ほかの子どもはいない。再発して個室に再入院した子どもは、全員が大部屋に戻ることなく死んでいくからである。にもかかわらず、前の治療のパターンを繰り返せば、以前と同様に寛解に至る「道筋」を踏んでいくと（おそらく）思っている柳君にとっては、現在の個室での「隔離治療中」は、大部屋復帰までには「治っていない」状況、すなわち、柳君自身が思い描く大部屋復帰ができるという「寛解状況」ではないので、自分はまだ大部屋に戻ってはいけないという理解なのではないだろうか。しかし、そうはいっても、これまで「再発者」として大部屋に戻ってくる子どもは、柳君の大部屋での闘病期間には、もちろん存在しなかったのである。再発して終末期に入った子どもと大部屋で一緒にいるという体験は、柳君も柳君のいた大部屋の子どもも誰も経験したことがない。加えて、再発して末期に至った子どもは、その新しい役割である「再発者」として、大部屋の子どもとのあいだで、自分がどのようにふるまっていけばいいのか全く見当がつかない。モデルがいないのである。そのため、これまで交流のあった大部屋のほかの子どもとの社会的関係が、自分が大部屋にいたころと同様に維持できるかどうか自信がなくなったのではないだろうか。このようなことはきわめて例外的なことではあるが、再発後、実際にしばらく大部屋にいた倉島君のシーンを見れば、これまで述べてきたことがより歴然となる。なお柳君は、なんとかほかの個室の都合がついたため、自分がいまいる個室を出て大部屋に戻ることはなかった。

シーン17

倉島君は十四歳である。病名は急性リンパ性白血病で病棟生活も長い。「ベテラン」の患児である。発病した入院当初から、彼には親の意向で病名は知らされてこなかった。その後、寛解して退院となる。しかし、まもなく再発してしまった。このとき、何か「虫の知らせ」のようなものを感じたのか、外来で再発がわかったあとの再入院前の外泊時に次のような「出来事」があった。

倉島君は自宅の居間でテレビを見ていた。そのときに、そばにいた母親にいきなり「おれってなんという病気?」と尋ねた。一瞬、空気が凍りついたように張りつめる。目と目が一直線に交錯する。「これはごまかせないし、逃げられない」と母親は思う。まなざしがきわめて真剣だったからだ。母親は思いきって「白血病というのよ」と答える。すると倉島君は、「何それ、血が固まっちゃう病気なの?」と言って、どうも病状を理解していない様子がうかがえた。

もちろん、医師などからも（親の希望もあって）これまで病名は告知されていない。しかし、「また悪くなってきて、再発した」ということだけは、親と本人が同席した再入院説明の際、主治医が倉島君に病名は言わずに告げている。その際、倉島君はとても激怒したという。「あのさぁ、俺、治ると思ってずっと耐えてきたんだよ。また、あの治療を最初からやり直すのかよ」と怒りながら言う。再発＝予後が良くないという認識は、この時点での倉島君にはないようである。倉島君の言説からみていくと、これまでの彼にとっての「つらい」治療がふたたび繰り返されるイメージである。

こうして倉島君の再入院が始まる。治癒するための入院ではなく、「病院で死に逝くため」の入院である。こうして十四歳の最後の日々を彼は病棟で過ごすことになる。

再入院した倉島君は大部屋にいた。そして、私は、倉島君のベッドサイドにいる。再発後のターミナル期にもかかわらず、前のシーンで出てきた柳君同様小康状態でもあり、また個室に「空き」がないため、個室を経由しない直接の「大部屋再入院」だった。終末期であるにもかかわらず倉島君は、再入院の当初からまっすぐに大部屋に「戻ってきた」のであった。

私「こんにちは」

倉島君「こんちは。また、ここに戻ってきちゃったよ。再発したんだってさ。腹が立つよ。いっぺんで治ると思って、ずっとつらい治療にも耐えてきたのにさ。また、治療のやり直しだって。ほんといやになっちゃうよ。ここの医者も看護婦もみーんなヤブだよ、いっぺんで治せないんだもん。ふざけるなって感じだよ。もう、頭くる」

挨拶もそこそこに一気に述べる倉島君。私は、言うべき言葉もない。耳を傾けて一生懸命聞くだけだ。大部屋のほかの子どもたちは、我々の話を聞いているのだろうか。あたりをさりげなく見渡す。いつもの午後の面会前の大部屋の様子と少しも変わらない。みんな、自分のベッドに起き上がってファミコンをしたり、漫画の本を読んだりしている。私の見るかぎり「聞き耳」を立てているような雰囲気はない。それぞれがそれぞれの世界に閉じこもっている感じだ。私も倉島君との世界に舞い戻る。

倉島君「おれさぁ、今度こそ病気治ったらさ、勉強して高校行って大学行って、それで獣医になりたいんだ。おれんち、前、犬飼っててね。でも死んじゃったんだ、その犬。病気じゃなくて誰かがあげた毒入りの餌みたいなもので、泡吹いてのたうちまわって死んじゃったんだよ。三日くらい苦しんでさ。それ見てて、動物の医者になろうと思ったわけ。自分もいま、病気だけどさ、この体験も将来活かせると思うんだ」

私「ふーん。動物のお医者さんになりたいんだ」

私はいたたまれない気持ちになる。彼の「将来の夢」は、まさしく「夢」のまま終わる。

その後、ほかの子どもがやり始めたファミコンがどうやら新しいモノらしく、別のベッドの子どもがそれに気づいて、その子に声をかける。ほかの子どもたちも、それを見にいくためにその子のベッドのまわりに集まり始める。倉島君は、その子のベッドサイドには駆けつけない。自分のベッドからぼんやりとその様子を見ている。

この時期の倉島君は、再発告知 - 再入院から二、三週間くらい経っている。しかし、私には将来の夢として「病気が治ったら獣医になりたい」と語っている。そこからみると、再発ということが、予後の悪さを示し、その結果、自分の死が近しいということを認識している様子は感じられない。ただ、以前の倉島君ならば、新しいファミコンをし始めた子のベッドサイドに駆け寄るはずだと思う。しかし、彼はそのようなことはせず、自分のベッドにいたままであった。そのことを気にしながら、以下、時間の経過に沿って本人の様相を、その言動を中心にみていく。

三月三十一日：「柳君（先のシーンであげた個室から大部屋に移されずにすんだ子ども。この倉島君と以前大部屋で仲良くしていた）再発しちゃったんだってさ。ぼくと一緒だよ」とちゃかすように笑って、ひとつの「話題」のように同室のほかの子どもたちに言う。ほかの子どももその話に乗り、「えー、本当？　柳君、再発しちゃったんだ。いま、どこにいるのかな」とか「えー、倉島君も再発なの？」とか言い合っている。*

そこに見回りのナース、木元さんがやってくる。それを聞いた木元さん、ややびっくりしたような表情になる。そして、「そんなこと言っちゃだめよ」とかなりきつい調子で倉島君をはじめとするその病室全体の子どもたちに注意する。その言い方の強さに、子どもたちは一瞬にして黙り込む。場がやや白けた感じとなる。その後、各人が自分のファミコンを始めたり本を読んだりし始める。倉島君も手元にある本を読み始める。木元さんは点滴の確認などの作業を黙々と開始する。

五月二十九日：ナースの山脇さんが病室にやってきて、倉島君のベッドサイドで点滴の具合をチェックする。するとそれまで本を読んでいた倉島君は、突然、山脇さんに、「(以前、再発したとちゃかしていた)柳君、どうしたの?(この時点で柳君はすでに死亡している。)もう、退院して高校行ってんだろ。おれに挨拶もしないで退院するのかよ。信じられないよ。一緒に話したりしたのに。おれなんか苦しい治療もしてきたのに再発かよ。また、最初から治療、やり直しなんて信じられないよ。ここの病院、詐欺だよ。詐欺」とやや小声で言う。山脇さん、はっとするも無言のまま、点滴をチェックし続ける。その様子を見ていた倉島君、また、さっきまで読んでいた本に戻る。ほかの子どもたちも、ベッドで自分のことをやっていたり、ある子のベッドサイドに集まって新しいファミコンの攻略法について、あれこれ話したりしている。山脇さんは、倉島君のとなりのベッドに行き、点滴の具合を見始める。無言のままだ。

倉島君は、柳君は病気が治って退院したと思っている。退院してすでに高校に入学してそこに通っていると思っている。この柳君の例のあげ方や言動(「おれなんか苦しい治療もしてきたのに再発かよ。また、最初から治療、やり直しなんて信じられないよ」)からみて、再発しても何カ月か入院して、以前と

＊再発という言語が本人からほかの子どもたちに流通して「話題」となることから、子どもにとって「再発」とは病気のぶり返しではあっても、それが増悪であり、その結果死と直接結びつくというようなものではないことがわかる。なぜなら、病棟では、直接死に関わる、つながるものとされる話題は徹底的に峻拒されるからである(例えば、先輩のがん死の発話が話題となるのを峻拒された林君の例、シーン6を参照)。

同様のあの「苦しい」治療を受ければ、前回と同じような経過をたどって寛解し、そして柳君みたいにふたたび「退院」できると踏んでいる様子がうかがえる。

それから二週間ほど経ったときの看護記録に次のような記録がある。

六月十四日：大部屋のほかの子どもたちと全く関わろうとせず。ひとりでゲームをしている。早い時間に入眠する。そして続けて「なぜ他患と交わろうとしないのかわからない」との看護記録の記述。自分のベッドで院内学級のための勉強をする以外は、一人黙々と読書しファミコンをやり続けている彼を、私もよく見かけるようになる。ほかの子どもたちが新しいファミコンを手に入れた子どものベッドサイドに集まっても、視線をそこに向けるだけで交わろうとはしない。それに合わせてか、ほかの子どもたちも倉島君に積極的に話しかけようとはしない。また、倉島君とほかの子どもとのあいだにトラブルがあったりケンカがあったりという事実もとくにないと倉島君の担当ナースは言う。どちらかというと、自然に「閉じこもろう」としている倉島君をほかの子どもたちが遠慮して、それを侵犯しないという感じである。

以上のような状況は、どのようにして構成されてしまうのだろうか。これまでの参与観察の結果から、私は次のような「理由」が考えられると思う。

まず、大部屋には倉島君と同様な「再発者」がいないこと／いなかったことがあげられる。以前、倉島君は柳君の再発をちゃかすように言うことを通して、同室のほかの子どもたちの「再発者」への反応を見ようとした。それは、このように再発者にふれる「言動」を発話することを通して、大部屋での「再発者」としての自分の位置づけ、すなわちふるまい方の基本を知ろうとしたのだろう。しかし、ナースの注意でその後、これらのことは大部屋では「言ってはいけないこと」、ある種のタブーになる。その結果、倉島君や、当初、一緒になってはやし立てることをしたほかの子どもも、大部屋では「再発」を話題にしてはいけないことがわかってくる。そのため、再発者の大部屋での位置づけが双方に見えてくるまで、あるいはわかるまでに、倉島君のような大部屋に一緒にいる「再発者」をめぐる、おもに言葉のやりとりを通しての「再発者 - 初発者」双方が織りなす社会的相互作用の進展とそれに伴う両者の社会的な位置づけが不明なまま、また「再発」という言葉の流通も阻止されたまま、両者が同じ部屋にいつづけることになる。この結果、社会的な関係で役割をとらなくてもいい仕方（関係を維持・発展させなくてもいい仕方）、すなわち大部屋のほかの子どもたちとそのような社会的関係をもたずに「引きこもる」方策を、大部屋でたった一人の再発者である倉島君は、自然にとり始めたのだと思われる。

以上の意味で、倉島君は、再発者という自分の大部屋でのあり方、位置づけを押し出して、ほかの子どもたちと、おもに再発をめぐるやりとりをしながら共同でその社会を産出し、かつそれに伴う関係を構築することができなくなったのである。すなわち、いまでは彼が、この場で自分が患児たる最大の事由である「再発者」という役割を背負ったまま、この大部屋のほかの子どもに対して、いったいどのようにふるまえばいいのか、彼自身わからなくなったのである。つまり彼は、大部屋での自分の役割を担えなくなったのである。

こうして倉島君は、自分自身の中に引きこもる。そして、そういうこととはまるでいっさい関係がないかのように、白血病は、倉島君を死に追い込んでいく。

六月二十二日：食事の際、倉島君は歯肉が痛くて咀嚼できない。がん細胞が口の中に浸潤しだしたのだ。にもかかわらず本人は、以前、通っていたらしい歯科医の言葉を思い起こして次のように述べた。「歯ぐき痛くて食べられない。これって歯並びが悪いからなんだ。昔、行ってた歯医者にそう言われたことがあるんだよ。歯並びが悪いので歯肉痛がでるんだって」。それに続いて、「どうせ、また一年くらい入院しなくちゃいけないんだし、時間たっぷりあるから歯列矯正をすぐにでも始めたいよ」と言う。

このような言動から考えても、倉島君は、この時点でもなお、再発という事態が予後の悪いものであり、近い将来に死という転帰を迎えるものだというイメージをもっていないことがわかる。倉島君によれば、約一年ほど入院して、これまでやった治療クールをふたたび繰り返せばおそらくまた寛解に至ると思っている。そして、「ふたたび」良くなって、「柳君みたいに」退院して高校に進学できると思っているのである。

七月六日：倉島君、亡くなる。ナースによれば、死亡三日前から増悪し、一日前（七月五日）に個室が空き、ようやく大部屋から移床することができたという。

以上のような倉島君の例は、予後不良の大半の子どもの再発のイメージがどのような内実をもち、かつ大部屋でのほかの子どもと「再発者」である子どもが、どのように社会的関係を展開するのかを知るための貴重な事例だろう。

なお、倉島君は、死の三日前の急激な増悪時、（がん細胞浸潤のため）股関節痛がかなりひどい状態になった。しかし、彼は「明日、テストなので絶対に学校（病院に付設の院内学級）に行く」といって痛み止めを内服して学校へ車イスで向かったという。*

倉島君は、院内学級でも股関節からの痛みが相当に強く、たまたま教師が倉島君の脚に触れてしまっ

＊おもに思春期の子どもは、かなり末期になってもこの倉島君の例でもわかる通り、一生懸命院内学級に行ったり勉強したりする。ブルーボンド・ランガーは、このような患児の行為、すなわち、健常児がするような行為を患児がすることを、「死なないふり」のための補助手段だと述べている。しかし、私には、「死なないふり」というよりむしろ、自分がまだ健康であること、健康な部分が残っていること、あるいは病気が「慢性化」して病棟で「寝たきり」にならないことへの、子ども自身にとっての重要な「証」であるように思える。つまり、健常児と同じく学校に行き、勉強するということは、子どもが子ども自身で唯一できる部分的な「健常児役割」への役割回復の試みであり、同時にそれはまた子どもみずからが織りなす「病気への対抗」と「社会的な治療」なのだということである。

たため激痛が走って、彼は激しく怒ったという。その院内学級にいたほかの子どもたちもそれに驚き、校長から病棟に電話があって、「あんなにひどい状態なので、学校は休ませたらどうか」と言ってきたという。

さて、倉島君は、死の直前に急速に容態が悪化して、死の一日前にようやく大部屋から個室に移された。記録によれば、個室に移される際、彼は「個室に行ったら戻れなくなる」と発言したという。また、個室移送の直前、容態悪化のため、学校に行く・行かないの問題が生じたとき、担当ナースとの話し合いの中で倉島君は、「(学校に）行かなくなったら二度と行けなくなる」と述べたという。以上の倉島君の臨死期の状況からどんなことが見えてくるだろうか。

身体症状が死に向けて増悪する直前まで倉島君は、おそらく再発を死と結びつけていなかったと思われる。ひとつの理由として、私に話した今後の彼の「予定」があげられる。治療を再度繰り返すので、前回と同様に時間がかかる。それならば、その間今後、またくるであろう寛解 - 完全退院にそなえて歯列矯正を行いたいという希望や、将来獣医になりたいという夢などを語る。そこから彼が「自分の死」を身近なものとして、その時点では意識していないことがみてとれる。しかし、それこそ「死ぬほどに」身体症状が増悪した臨死期では、その自分の身体の状態のこれまでに経験したことのない「ひどさ」から、「もしかして自分は死ぬのでは」という「思い」が彼に生じたと推測できる。

私は、担当医師およびナースに右記の倉島君の発言——「個室に行ったら戻れなくなる」「(学校に）行かなくなったら二度と行けなくなる」——の内実をどう思うか聞いた。すると、両者とも、「自分の死をイメージしたのか、病気のせいで『寝たきり』になってしまうイメージなのかどちらかだろう。しかし、よくはわからない」と述べた。

私は、臨死期にナースに「ぼくはもうだめなんだ」と言う子どももいることから、とくに思春期の倉島君のような子どもは、死の直前の身体症状のすさまじい増悪の時期になって初めて、「自分の死」というものを認識するのではないかと思う。そのときに、彼にとって「社会的健常さ」*の証でもある「院内学級」への通級や「大部屋にいられること」が、自分の増悪に／死に対抗・抵抗できる、彼なりの大きな「社会的治療」手段なのではなかろうか？

このように病名告知を受け、かつ再発告知を受けた子どもばかりではなく、次のことがあらゆる状況の子ども全体に関わることとして推察しうるだろう。すなわち、思春期であれ、年少の子どもであれ、子どもにおそらく唯一具体的に「自分の死」という認識を迫るものは、まさしく彼ら自身の身体感覚ではないだろうか。つまり、これまでとは全く違う、死に向かう際に生じるすさまじい増悪による身体感覚の変化が、彼らに「自分の死」というものを突きつけるということである。

---

*「社会的健常さ」とは、私の「造語」である。その社会にいる者が、「より」健常さの証として、機能できる「社会的装置」のことである。ほかの（健常な）子どもと同様、学校に行けている、あるいはそこで勉強をするという行為は、子どもの「社会的役割」からみれば、その子どもが「健常」に子どもとして、その社会で「機能」しているということである。つまり、「不健常」になってしまって、子どもとしての健常さを失い、より治療対象になっていない子どもということの証ということでもある。

前述したように、フィールドワーク先の病棟社会では「子どもの死」という情報はすべてタブーであり、それらが情報として流通することは強烈に峻拒される。このことと、これまで述べてきた「自分の死」の認識状況を合わせると、どのような構造が見えてくるだろうか。

ひとつは、ほかの「子どもの死」といういわば、死にまつわるひとつの、しかし強力な情報をもとにしての、つまり「誰かほかの子が病気で死んでしまった」という情報が流布することによって形成される、「もしかして自分もあの子と同じように死ぬのでは」というような形での、子ども自身の「自分の死」の認識は、ほとんどないことがわかる。この病棟社会では、「情報としての死」はタブーであり、全く流通することはない。大半の子どもにとっての死の認識は、「ほかの子どもの死」という情報としてではない。突然、自分自身の死の直前にふりかかってくる容態悪化という身体症状のすさまじい増悪によって初めて、具体的に「自分の死」が認識されるのではないかということである。すなわち、終末期の子どもでも、死の直前の臨死期になって、自分の身体の増悪が死に向けてほぼ最高に達するまでは、「自分の死」を全く認識しないし、またできないのである。

②終末期までに病名告知はされているが、再発告知はされていない子ども

病名だけを告知されて、再発を告知されていない子どもは、「再入院」の際の説明で、「別の病気」で入院という形をとる。つまり、新たに自分自身を「再発者」としてその病棟社会で再構築する必要がない。病名告知をされたときと同様の「ふるまい」や「自分の位置づけ」でいいのである。以下のシーン

で、このような形で再入院した子どもの終末期の様相を描いていく。なお、このシーンに登場する子どもは、白血病系の疾患ではない。腫瘍系の疾患なので、ほかの臓器への多発性転移による増悪からの死という転帰である。

シーン18

三田さんは十五歳の女子である。中三で、来年高校に進学するのを楽しみにしている。そのため「一刻も早く」自分の病気を治すべくこれまで一生懸命治療を受け闘病を続けてきた。病名は横紋筋肉腫である。手術で患部を取り去り、寛解退院するまで回復した。その後の外来でのフォローの際、肺に多発性転移が発見された。手の施しようはなく、一気に終末期状況になることを余儀なくされる。初発時に、本人に対して、家族の希望もあって横紋筋肉腫という病名が告知された（おそらく、手術を納得させるために為されたものと思われる）。三田さんもこの自分の病気は、患部を手術で取り除かなければだめなもの、すなわち、「悪性」なものとしてその病名告知の際に説明を受けたようである。しかし、治療および闘病のかいもむなしく、肺への多発性転移が見つかって再入院となってしまった。再入院の理由をどのように伝えるか、母親と主治医のあいだで話し合われる。母親の意向は次の通りだった。母親は涙ぐみながら、父親の同意もとった自分の意向を語った。

「なんでこんな目に。この子は闘病しながら受験勉強も一生懸命してきて。それなのに治ったと思って喜んでいたら転移してしまって。いまでも高校への進学をとても楽しみにしてます。その願いがかなえられないなんて。まだ十五歳なのに。とてもじゃないけど、ありのままになんか言えません。だから、前の病気の転移なんかじゃなく当たり障りのない全く別の胸の病気としてあの子に伝えたいと思います。入院して治療すれば、簡単に治る病気だというように。いまの、目の前のあの子の希望や楽しみをできるかぎりそのままにしておいてやりたい」

小児病棟では親の意向は「絶対」に近いものがある。そこで結局、その場で親の意向を主治医をはじめとした医療スタッフが了解し、それに沿った形で終末期の三田さんに臨むことになる。

シーン19

1、吉岡先生が思う - 決心する - 反発を受ける

主治医の吉岡先生はすっきりしないものを感じている。そして、このような状況になるといつも思ってしまう。こんな形で終末期を送らせていいものだろうかと。十五歳で思春期だ。本人を結果としては「だます」形で残りの日々を送らせて、はたしていいものだろうかと。彼女のだいたいの「余命」を告げて、つまり、真実を告げてその残り少ない日々を彼女が生きている間に本当にしたいと思うことをさせるほうがいいのではないか。いたずらに希望をもたせて、未来の、すなわち、死んでしまったあとのための準備なんかさせ続けるのはとても酷なことなのではない

か。行くことのできない高校のための受験勉強なんかで、彼女の貴重な時間を浪費させていいものだろうか。よし、このことは、カンファレンスで取り上げよう。主治医として、告知に関する希望を述べよう。親の意向に反するかもしれないが、でも患者なのは彼女なのだ。スタッフが私の考えを理解してくれて、その方向で一丸となって彼女を支えきるという決心があれば。スタッフが全力をあげて支えきるのでということをいって、母親を説得すればなんとかなるかもしれない。よし、今度の三田さんのカンファレンスでこのことを看護スタッフたちにも言ってみよう。

吉岡先生は、病棟医長でもある。その「方針」の決定力は、もちろん大きいものがある。しかし、実際に「余命告知」という「truth telling」（真実の病名と現在の病状をできるだけ伝えること）をはるかに超えた、成人に対してもなかなかできないような「告知」の方針は、当然ながらカンファレンスで看護スタッフからの猛反発を受けることになった。看護スタッフのほぼ全員が、吉岡先生の「余命告知」の方針に反対した。その理由は次のようなものだった。

いちばん大きな反対理由は、三田さんに「余命告知」などしたら彼女自身が激しいショックを受ける。すぐさま「生きる気力」や「闘病する気力」を失ってしまうのではないかということだった。以下、そのことに関連して、

①「余命告知」後の三田さんへの対応を看護スタッフがやっていく自信がもてないこと

②心理的支えをメインにできるような（例えば死に逝く人の心理的ケアができる）専門スタッフが皆無であること。ナースだけでは、余命告知後の心理的ケアが十分にできないことが予

測されること

③さまざまな危険と困難が予測されるなか、家族の方針に逆らってまでする「価値」があるか、疑問に思うこと

④医療スタッフ側の方針を家族に納得できる形で了承してもらうのは、きわめてむずかしいうえに激しい反発を家族側から受けることが予想されることなどである。

結局、看護スタッフの猛反発に押されて、吉岡先生の試みは日の目をみることはなかった。そして、本人が再入院する。病名は「胸膜炎」となった。前の病気とは別なものであることが説明され、しばらく入院して治療を続けるということで三田さんも納得した。

「ようやく、大変な病気が治ったと思ったのに。でも、あれだけ大変だったから、今回のこれは自分の休息とともに受験勉強する時間の確保かな」と三田さんは述べる。

2、三田さんの日々①

「胸膜炎」として再入院した三田さんは、終末期であること、咳が出始めているということもあって当初から個室に入ることになる。大部屋だと「咳き込み」でほかの子どもに迷惑がかかるということを三田さん自身も自覚している様子で、最初からの個室入室への疑義や反発はなかった。しかし、「光子さん、どうしてるかな？」などと大部屋にいたころの同室の子どものことを担当ナースに聞いたりする。もちろん、三田さんは自分が終末期などとは全く思わず、しばらく入

院していれば「治る」という希望をもっている。だから、受験勉強の道具を持ち込んでいる。そして、勉強をしている。主治医の吉岡先生によれば余命、三、四カ月ということらしい。しかし、三田さんは四月からの高校進学をとても楽しみにしている。当初の方針通り、両親は、できる範囲の入試の準備を予定通り進め始める。

ある日。三田さんは薬を持って様子を見にきたナースと話す。テレビはつけたままだ。三田さんは思う。「あ、しまった。いまの時間は院内学級の時間だからテレビ消さなきゃ。文句言われちゃう」。大部屋では、テレビをつけていい時間や消灯時間など、けっこううるさく注意されたことを思い出したのだ。しかも担当ナースは大部屋でも自分の担当だった早乙女さんだ。名前はかわいらしいけど、けっこう規則にうるさいナースだ。リモコンをあわてて探しだす。サイドテーブルにあったリモコンを取ってテレビに向ける。オフにする。テレビが消える。さぁ、言われるぞ、と覚悟する。あれ？　なんにも言わない。なんにも言わないどころか早乙女さん、三田さんに言う。「何か不都合なことない？　病院で用意できるものはしてあげるから」

三田さん、ちょっと驚く。テレビのことはなんにも言わない。言わないどころかいたわってくれるようなこと言ってくれる。あの早乙女さんが……。なんで？　と思ってしまう。

3、三田さんの日々②

ある日。咳き込みが激しい。気分もなんだか悪く、さきほど計ったら熱がかなりあった。熱を計ってくれた早乙女さんがそのままいて背中をさすってくれる。ふと早乙女さんがもらす。「私に言っておきたいことある？」

え？　と聞き返す。すると、「ほら、大部屋からのつきあいでしょ。だから、大部屋だとほかの子もいるから言いづらいこともあるかなと思って。何かあるかしら」と聞いてくる。熱っぽくて話す気にはならない。でもひどく優しい早乙女さんを感じる。なんで、こんなに優しいの？　さっきからずっとつきっきりでいてくれるし……。

4、三田さんの日々③

ある日。母親が面会に来ている。

「高校入試の事務的な手続き、完了したわよ。あとは恵子（三田さんの名前）が受けにいくだけよ。もうすぐ受験票もくると思うから。写真は、前回の退院のときに撮った、恵子が一人で写っている元気な感じの写真、焼き増しして使ったから。早く治してね」。

三田さん、咳を我慢できなくなり、咳き込む。母親が背中をさすってくれる。胸膜炎って、こんなに咳き込むんだ。けっこうつらいな、と思う。最近は、咳き込みと熱のせいでほとんど受験勉強ができない。こんなんで受かるかしらと思う。でも病気したんだもの、しようがない。やるだけやるしかないもの。そんなことを咳き込みながら考える。なんだか、お母さん、悲しそうな顔をしている。咳き込みが一段落する。あ、そうだ。担当の早乙女さんのことをお母さんに言わなきゃ。

「ねぇ、お母さん、ほら、担当の早乙女さんなんだけど、ううん、早乙女さんばかりじゃないな、この部屋にやってくる看護婦さん、なんだか、みんな急に優しくなっちゃって。どうしてかな。テレビ、時間過ぎて見ていても、前なら怒られたりしたのに、いまはなんにも言わない。言わないどころか早乙女さんなんかとっても私に気を使ってくれるのがわかる。なんでかな。なんで急に優しくなっちゃったんだろう?」

母親、どぎまぎする。でも母親なりに平静を装ったつもりで「どうしてかしらね」と答えるのが精いっぱいである。三田さん、続けて「どうしてなのかしら。ほんとに今回の入院は、看護婦さんがみんな優しくて変だよ」と言う。母親、「たぶん、恵子が入試を控えているからじゃないかしらね。向こうは向こうでそんなところにも気を使っているのよ」と答える。

「ふーん。受験生だからか」。「熱があるし咳き込むんだからしばらく寝たら?」と母親が勧める。言われてみればだるいし、また咳き込みそうだ。さっき飲んだ(たぶん)「咳止め」が効いてきたのかもしれない。眠くなってきた。

三田さん本人にとって、これらの日々は「終末期」の日々ではない。「たんなる軽い病気の入院者」であり、このいまの病気は、以前、自分がここで治療したような「重篤」な「悪い」病気ではないし……と思い込んでいるのである。だから、いずれ治ると思っている。治って高校に進学することを楽しみにしている。しかし、ナースにとって彼女はまぎれもない「終末期」の子どもなのである。方針通りにするとはいえ、そこここに「思わず」終末期の子どもへの対応や雰囲気が、ナース側に見え隠れしてしまう。そして、敏感な三田さんは思ってしまう。「今回の入院は、ナースがとても優しくてなんだか変だ」と。終末期として「準備」しているナースとの違和感を、三田さんが母親に向けて表明したのである。しかし三田さんはそこから、だから自分は終末期にあって、あの病名は「うそ」なんだと思うことまではできない。よもや、母親も含めたまわりの大人たち全員がある意味で「共謀」して自分に「うそ」の病名までつけている、という「考え」など「思いもかけない」。もちろん、自分の病状や病名に対する疑義が自分の認識の中に出てくることもない。ナースの態度が変だと思っても、よもや「そこまで」とは、思えない。

高校進学を楽しみにしている「治りたい自分」。その彼女のいちばんの「希望」を第一に維持するために構成される彼女とまわりとの関係＝「社会的な状況」。

そのようにして構築された社会的な関係での彼女の認識は、新しい軽い病気に罹患したということにとどまっている。つまり、身体が激しく悪化するまでは、前の病気の再発・再入院という形での新たな「意味づけ」を構築しなくてすむのである。以上の結果、彼女は、まわりに対してこれまでと同様な「初発者」としての認識と社会的位置づけをもつことになる。逆に彼女の状態を「知っている」スタッフや親は急に「優しく」なり、これまでとは微妙に異なる位置づけにシフトする。これまでの認識の延長上にある彼女とシフトしてしまったナースとの微妙な差異を、本人が「今回の入院は、ナースが優しくて変だ」と表明しているのである。

③終末期まで病名告知をいっさい受けず、また再発したとも言われていない子ども

この子どもたちは、自分の罹患している病気の名前がなんであるか、正確にはわからないまま亡くなっていった者たちである。そのような子どもが、終末期をどのように社会的に経験していくのかをみてみよう。

シーン20

高山君は十五歳である。中三なので病気を治したあとの高校進学を楽しみにしている。院内学級でもまじめに受験勉強に取り組んでいた。病名は急性リンパ性白血病。しかし、親の強い希望で彼には病名告知をしていない。ただし、親は初発時、次のように言って本人に入院を納得させたという。「血液の中に悪いものがあるからそれを治すためにね」。そう言われた彼は、「じゃあ、病名は?」とか「なんて言う名前の病気なの?」というようなことはとくに聞くこともなく入院に同意したという。入院中も、病名を「あたかも忘れたかのごとく」ナースや主治医に尋ねることもなかった。また、自分の病気のより詳しい説明を求めることもなかったという。寛解に至って退院したものの、外来での経過観察中、再発がわかる。そのため「最後の入院」をすることになる。その際親は、再発とは言わず「また治療することがあるので再入院しなくちゃいけない」

と説明する。それで納得したのか不明ではあるが、とくに何ごとかを言うことも、詳しい説明を求めることもなく、高山君は個室に再入院したという。また、大部屋ではなく、いきなりの個室入院についても彼は、とくに言及することはなかったという。そして彼はナースに言う。

「あのさ、ぼく、また入院になっちゃったけど、今度の完全退院のとき、自分の病名を芝先生（主治医）に聞くんだ」と。初発時にも病名告知されず再発時も同様な状況に置かれた高山君は、自分が「また」完全に治ったときなら今度こそは、親も彼が自分の病名を知っても「許してくれる」と思ったのだろう。親側は、しかし、本人に不信をもたれないよう、初発時の入院と同様な外泊ペースを希望する。主治医はそれを受け入れる。

彼の容態が悪化し、身体が苦痛に見舞われたであろう死ぬまでの臨死期を、どのような認識と気持ちをもって過ごしたかは、彼の心が読めない以上不明である。しかし、そのような状況になってもなお、高山君は、「そのこと」をナースにも主治医にも家族にも問わなかった。その結果、彼は自分の病名を最後まで知ることはなかった。

高山君は、当初から子どもに「病名告知」をしない方針で臨んだ親の意向を十分認識している。そして、自分の病気が今度こそ「完治」したら、「治ったからもう病名を聞いてもいい」という「許可」が親からも得られるだろうことを前提に、「完全退院したら、主治医に病名を聞く」ことを希望している。高山君は、子ども自身が病名を知ることによって、子どもが「パニック」に陥ったり、闘病意欲をなくすなどということを親がおそれているらしいことを、十分に理解していたと思われる。あるいは、親が子どもに「聞かれたくないこと」「言いたくないこと」を子どもが聞いたり言ったりすることによって、ただでさえ、「病気」という状況で親子関係が揺れ動いているときに、親の望まない「余分なこと」をして、関係の危機を招来してしまうことを、高山君のほうもおそれたのではないかと思う。そして、治療をし残したところがあるなら、名前はわからないが、以前治した病気と同様らしいので、以前通りの治療をすれば、（前出の倉島君同様）また完全退院に持ち込めると考えたのだろう。そして、完全に、し残しなく治療が終結したそのときに、今度こそ自分の病名が聞けると判断したのだろう。そこまで「治れば」親も自分が病名を知ることを許容してくれるだろうと思ったわけである。彼は、こうして少なくとも身体状況が死の直前に激しく悪化するまでは、おそらくそのような認識を持ち続けていたと思われる。

そして、再発まで過ごしてきたこれまでの入院の際の認識と同様な認識を持ち続けていたのだと思われる。その意味で高山君は、親の意向を十分にくみとった結果、終末期に至るこれまでの期間でも、終末期でも、なるべく自分の病気には「無関心」でいることを志向したのである。そのため、先の三田さん同様、終末期として準備している病棟スタッフや親の「これまでの対応との微妙な違い」にも、あえて「鈍感」で「無関心」であり続けた。また、そのような「鈍感」「無関心」を、闘病中、志向し続けてきたと考えられる。加えて、病名は、今度の完全退院のときに聞く／聞けるという認識があるので、高山君本人からは、自分の病気に関する疑義や不安がいっさい見られなかった。また、身体状況が悪化したあとも、心の中でどのように思っていたかは不明だが、「そのこと」に言及することは、これまで同様いっさいなかったという。

このような子どものあり方は、どのような社会的文脈によって規定されているのだろうか。

通常、親は子どもにこの病棟社会で「こうあってほしい、こう生きていってほしい、こう闘病してほしい」というような期待をもつ。このことは、通常の社会でも、親が子どもに「社会を生きる仕方」として「このように私の子どもは生きていってほしい」と望むこととほぼ同じである。このような親の意図を、子どもは非常によく読みとる（もっともその「親の意図」を読みとったあとに、それになるべく沿うように生きていくか、逆に反発していくかは思春期の子どもがなす「社会化」のための重要な選択ではある）。病棟社会の子どもの場合も同様である。そして、高山君の認識の方向性は、親の意図に強固に沿ったものとなった。なぜなら、親の意図に即すことが、親の意図に反発する言動・行動をとるよりもはるかに病棟社会では厳しく求められるからである。それはすでに前提として、子どもの病気の治療方針に関して「親の意図・意向」を最大限尊重して、その方向で治療を進めるという「ルール」が厳として存在しているからである。子どもへの「情報」の出し具合を設定し、わが子が病気であるという状況に破壊されずに、病棟社会での親子関係の維持をはかるのに、もっともこの子に適しているだろうと「親が思うこと」が、最優先のものとして尊重される。このことは同時に、子どもの病気によって親自身が「不安」になったり「パニック」になったりしないためのものでもある。つまり、病棟社会で、親子関係という社会的な関係を維持するために一番いいだろうと親が思うことが最優先されるということである。そして、もののみごとに入院する子ども全員が、例外なくその「親の意図・意向」に従って

／沿って病棟生活を送るのである。高山君の例でいえば、例えば「不信感を子どもに抱かれないようにする」という親の意図は同時に、「親がそう望むなら、親に不信感を抱かないことにする」という子ども側の認識の方向も規定する。その結果、おそらく臨死期の死に近しい状況であっても、このような方向で社会的に認識を規定された子どもは、なお「不信感」を抱かないように「努力」し続ける。あるいは「不信感」が巻き起こったとしても決して言葉には出さない。子どもは、親が「不信感」を抱かないように、徹底して「何も知らない」位置に自分を置き続けるであろう。そのような位置からは、死のほとんど直前の、身体の最大増悪時まで、死に直結する認識や疑義は生まれづらい。このように病棟社会の子どもは、どんな状況であれ、自分の親の意図・意向を最優先し続けていることがわかる。私もフィールドワーク期間中、子どもの母親への「わがまま」を見ることはあっても、自分の病気については親の意図・意向を超えた言動や行動をする子どもを見ることはいっさいなかった。また、ナースへのインタビューでも、そのような親の意図／意向に反する子どもの例を聞くことは全くなかった。

④病名の告知はなく、再発だけを告知された子ども

発症したときに病名を告知されず、再発したときにあらためて、再発告知とは別に本人に病名を医師が告知するという例は本病棟にはなかった。また、ナースにインタビューだけを行った同規模の別の小児がん病棟でも、再発を機にあらためて子どもに本当の病名を告知するという例はこれまでないとのことだった。では、病名告知のないまま、子どもへの再発 - 再入院ということを伝える場合は、どのよう

にその事態を説明するのだろうか。どのように再発‐再入院の告知をするのだろうか。

シーン21

佑君は、五歳である。急性骨髄性白血病である。骨髄移植をしたものの、再発してしまった。再入院をすることになる。年少児なので、初発のときから正確な病名を告げてはいない。「血の中に悪いことするバイキンが入ってるので、それを治そうね」という母親からの説明で入院生活を送ってきた。寛解に入り、完全退院。家に帰れることがわかって佑君も、「もう、治ったんだね。血の中に悪いバイキンいなくなったんだね」と喜んだ。しかし、再発して今回再入院となる。再入院の理由が母親からまたなされる。もちろん、医療スタッフも了解ずみである。「佑君、あのね、また、バイキンがね、出てきちゃったの。だから、入院してまたやっつけなくちゃいけないの」と母親が入院理由を説明する。佑君、みるみる涙目になり、「いやだよー。また、ここに来るのいやだよー」と泣く。

これらに該当する子どもは、基本的にこのシーンのように「前の病気がまた悪くなったから入院」という図式である。*

このような告知のスタイルは、基本的に正確な病名と病態を、その子どもに告げても理解不能と思われている年少児向けといえる。病気がどのようなものなのかという「ニュアンス」は、その子どもにわかる形で初発時に告げはする。そして、再発時には、その初発時の入院理由を踏襲してそれがまた悪化したのでという形で「再発」を告げるパターンである。子どもにとっては、これまで母親から説明された（正確な病名は不明だが、その）「病気」が、また「悪化」したと思う（その意味では、再発そのものの告知だといえる）。

以上とは別に、前述した三田さんのように、全く別の病気で再入院という説明で個室入院してきた女児もいる。

シーン22

理恵ちゃんは、五歳の女の子だ。再発して終末期のため、個室にいる。顔は薬の副作用でぱんぱんに腫れ上がっている。私が個室に入っていくとにっこりとほほえむ。ムーンフェイスと呼ばれる腫れ上がったまん丸顔が痛々しい。「こんにちは」と挨拶。すると理恵ちゃん、「あのね、完全退院したけど、また来ちゃったの」と説明する。

「ふーん。また、どこか悪くなっちゃったのかあ」と私。「そうなの。鼻血がでてきてね、それとここ（といって腰のあたりを指さす）が痛くなってきたのでまた入院することとなったの。お母

＊この意味で、④の告知スタイルは、③の病名・再発ともに告知なしの子どもの再入院と、結果的にほぼ同様のニュアンスと経過をもつといえる。「これは再発である」ということの、より正確なニュアンスや言説を、再入院の際、子どもへの説明にどのくらい積極的に入れ込むかという「説明の濃度」の違いにすぎない。

さんが鼻血とここの痛さを治すために、病院行こうねって。だから、またここに来たの。前の血の病気とは違うの。前は理恵ちゃんの血の中に悪いことするものがあったけど、いまは鼻血がでたりここ痛くなったりするから」と別の病気を発症して入院してきたというニュアンスで理恵ちゃんは話す。

これまで述べてきたように、「再発」に関しても、例えば、より年齢が上の子どもであれば「再発なんて腹が立つ」と（ただし、先に述べた「楽観」がベースにあるため、再発が死に近しくはならない）ストレートに「再発」という言葉を使って表現する子どもがいる。しかし、他方では、とくに年少児を中心として、それが前の病気の再発ではなく「別の病気の発現」という形で再入院となる子どももいる。病態の説明はあっても、いっさいの病名告知を受けていない、ほとんどの思春期以前の年少児がこの範疇に入るであろう。ただし終末期には、身体症状の増悪に伴って、個室で母親に不安を示す子どもがいる。その不安から、母親に死に関することまでほのめかす子どもも出てくる（しかし、きわめて例外で少数である）。フィールドワーク期間中では、次のシーンのような、子ども側からの「自分の死のほのめかし」が病棟個室で母親に対してあった。子どもは、六歳の男児で病名は悪性リンパ腫*。

臨死期で死を迎えつつあり、痛み止めの薬でうとうとしたり目覚めて苦しそうにしたりしている状況である。

シーン23

啓ちゃんは、臨死期である。母親は仕事をもっているため（離婚したので父親はいない）、ほかの母親のようには終日、啓ちゃんに付き添えることはない。しかし、仕事を早めに終えて毎日、啓ちゃんの個室にやってくる。啓ちゃんは、母親がくるとそれまで付き添ってくれていたナースに「お母さんがきたからもういい」と冷たく突き放す。ナース、苦笑して「やっぱりお母さんがいちばんね」と言いながら病室を出ていく。抱きついたり起き上がったりする元気は、もう彼の中に残っていない。もうすぐ、死が彼を刈り取ろうとしている。母親がコートを脱いで啓ちゃんのベッドサイドに座るやいなや、啓ちゃんは即座にそこだけ、生気がやどったように母親の手を握る。母親がいるあいだじゅう、握ったまま離さない。まるで、死に対して、少しでもこの世にとどまるんだということを誇示するかのようだ。そのような状況のなか、年末に主治医の浜本先生から母親に現段階での病状説明がある。浜本先生は述べる。「正直言って、年を越すことはむずかしいかと思います。今週いっぱいもつかどうか……」と言って、啓ちゃんの死が近しいことを告げる。母親の目にみるみるうちに涙があふれかえる。沈黙。涙の流れる音が聞こえそうなくら

＊この子どもも、一貫して病名告知はなく、「また悪いものが出てきたから」という「再発」のニュアンスを含ませた説明でもって再入院となった。

いの沈黙がしばらく続く。その沈黙に、黒々とした句読点を打つように母親がひと言吐きだす。「わかりました」。そして、また、切り立った絶壁の、暗い奈落の底を見続けているかのような沈黙。それから、その沈黙を切り裂くように、こらえきれなくなった母親の嗚咽が漏れる。

病棟入り口の横の「学習指導室」と書かれたプレートのある個室で行われた主治医の説明のあと、そこに残った担当ナースの須藤さんが母親に話しかける。

ナース「啓ちゃん自身が、いまどう思っているかなんですけど」

母親は、泣きはらした目で須藤さんを見つめる。少し放心して、どこか気が抜けてしまったかのようである。それでも気を取り直して次のように述べる。

母親「この間、一緒にいたとき『天使ってなんで輪がついているの？』とか『死んだらどこへいくの？』とか聞いてきたんですよ。びっくりして、え、なんでそんなこと聞くの？　と思わず言ってしまいました。そしたら、黙って握っていた手を強く握り返してきたんです。それ以上、聞くことなく、またうとうとし始めて。でもまだ五歳なんで小さいから（死については）わからないんじゃないですか？」

ナース「啓ちゃんなりに何か感じているのかもしれませんね」

母親「今度そのようなこと、また言ってきたら『死んじゃったらもう痛くないのよ』と話してあげます。私から話します」

と、母親は覚悟を決めたのか、きっぱりと述べる。

しかし、その後、啓ちゃんは「そのようなこと」をもう母親に尋ねることもなく、死んで逝った。

さて、以上の①から④の「病名告知」の仕方に呼応する子どもの言動・行動の「違い」から、病棟社会を支え維持していく関係の「原則」が浮かび上がる。

原則1：「ほかの子どもの死」の情報など、「死の情報」が病棟内に流通することを通して形成される「自分の死」への認識は、本病棟の場合全くない。その結果、それらの死の情報を活用して、死について表現し発話しあうような子ども同士の関係という構造で、病棟社会は構築されていないことがわかる。病棟社会における死は、おおむね死の直前に子ども自身がきわめて個人的に、かつ症状の悪化を通して、身体そのものに根ざした形で認識するにとどまる。それは、関係に向かって「死への語り」を展開するという形での、社会的な文脈を構成するものとはならない。いちじるしく個人的に子どもの身体とその母親との関係にだけ限定され、そこから社会に出て、その社会を構成するほかの成員にはなかなか共有されない

原則2：（とくに③の病名・再発告知なしの状況例から）まわりの「大人」が、子ども自身が現在の状況に「不信感」をもったり、そこからしつこく自分の病名を聞いたりしないことを望むなら（親が望んでいないことを子どもがするならば、当然、親子関係が葛藤状態に陥るだろう。それがエスカレートすれば、関係そのものが崩壊する可能性もある）、子どもは「不信感」を抱かない、

「不信感」を入れないようにしていく。すなわち子どもは、まわりの「意図・意向」に沿った認識形成に自らも努める

このように病棟社会では、その社会の秩序維持と運営に、権力と責任をもっているまわりの大人たちの志向する「関係の安定の仕方」、すなわちそこでの社会的関係を安定させ維持していくための方策を理解して受け入れるということが、そして、その「意図・意向」をきちんと読みとって、それに従うということが最優先の社会的課題として子どもに果たされる。それによって、終末期に至るまで「病名告知」や子ども自身の死は、関係においては「問題化」しない。病棟社会と関係の「安定」は保たれたまま終始することになる。

2　母と子の絆

死に至る過程である終末期は、一種の極限状況でもある。とくに母子にとってのその期間の「苦しみ」は、筆舌に尽くしがたいものがある。そのような終末期にあって、子どもはどのような態度および言動で母親に対するのだろうか。

シーン24

項ちゃんは六歳の男児で、小学校に入学したばかりである。病名は悪性リンパ腫で、治療のか

いなく終末期になって個室に移室した。個室に移室してからは、母親も項ちゃんが眠りにつくまで終日一緒にいる。夜、項ちゃんが眠りについたあと、そっとそこを出ていき、翌日の午前中にはまた個室に戻ってくるという生活をしている。夫と項ちゃんの妹がいるので、いったん帰って家で家事をしてくるのである。そんな生活が続くある日、母親は項ちゃんに「えっちゃん（妹）の保育園からのお迎えのことで、おばあちゃんに電話してくるから」といって、個室から出ようとした。それまで、母親の手を握ったまま、うとうとしていた項ちゃんは、きっちりと目を覚ましたようになって、涙ぐみながら「ばか。行っちゃえ。どこへでも行っちゃえ」とかえって強く手を握りしめながらも大声でどなった。母親も涙ぐみながら「ごめんね。どこにも行かないからね」と答える。

シーン25

真波ちゃんは九歳女児で、急性骨髄性白血病の終末期である。痛み止めのモルヒネで、終日うとうとする状態が続いている。ピンクの熊のパジャマがかわいい。それがかえって痛々しい感じをまわりに与える。母親もほぼつきっきりで個室にいる。そのあいだじゅう、真波ちゃんは母親の手を握ったままだ。ある日のことである。真波ちゃんがかなり深い昏睡にあると思った母親は、主治医と話す必要があるため、そっと手を離して個室から出ていこうとした。手を離したその瞬間、真波ちゃんはいきなり泣きだした。そして、離すものかというように以前より強く母親の手を握りなおした。母親も、しっかり握り返す。そして、ベッドサイドからナースコールをして担当ナースを呼び、もうしばらく主治医との話を待ってもらえないかと伝える。

これらのシーンのように、終末期になって子どもの死が近づくと、母子ができるかぎり長く一緒にいられるように、面会時間の制限がなくなる（母親が子どものベッドサイドに泊まり込むことも可能になる）。加えて終末期はまた、子どもと母親をつつむ器である「部屋」の様相も違ってくる。すなわち、個室使用である。そこに母子が一対一のまま長時間ともにいることができるようになる。このような「変化」は、終末期という状況と相まってどのような関係の変化を母子にもたらすのだろうか。同時に、提示した二つのシーンが、社会的に意味することとはどのようなことだろうか。

シーン24の項ちゃんの母親への「どなり」は、もちろん、その言葉どおり「母親を出ていかせる」ための「どなり」ではない。そばにいてほしいための「どなり」であり、一瞬たりとも自分のかたわらを離れてほしくないための「どなり」なのである。また、シーン25の真波ちゃんの場合は、（ナースの表現をそのまま使えば）モルヒネでほとんど意識が「どろどろ」の状態であるにもかかわらず、母親が手を離した瞬間「目覚めた」のである。

以上から、子どもが母親との「一体」をいかに強烈に希求しているのかが見えてくる。*

それではこのような、いわば母子相互の「一体化」ともいえるような状況を終末期に生起させて、母子双方の終末期という極限状況での関係の危機と崩壊を防ぐ社会的な文脈の内実とはいったい、どのようなものだろうか。

ここでまず、あるナースが語る終末期の母子の様相についてみてみよう。

語り●6

だいたい、幼い子は、こちらでもそのように配慮するのですが、母親の腕の中で抱かれる形で死んで逝くようにしてます。生きている期間が短いわけだから、きっと母子ともにうんと幸せだっただろうころの状況に戻すのがいい。子どもにとっては、健康で、うんとお母さんの愛情を受けていた赤ちゃんの時代だし、母親にとっては思う存分子育てが楽しめて愛情を与えることがで

＊ちなみに、この終末期における（とくに九歳以下の年少児の）「母子一体」への希求は、欧米にはない。九歳以下の白血病の子どもの「社会化」(18)の様相をフィールドワーク調査したブルーボンド・ランガーは、終末期の子どもの様相を次のように述べている。

「子どもは、母子関係を軸とする病棟での人間関係や秩序などを破壊しないために、終末期になっても母子それぞれが、死が近しいことを互いに「知らないふり」をする。このような「知らないふり」を演ずることが危うくなるような状況が生起しようとすると、それを避けるために、終末期の子どもが率先して、そこで展開する母親との関係自体を「物理的」に差し止める。つまり、明確な言説でもって母親との交流を拒絶するのである。それまであった母親との関わり自体を避ける、あるいは停止するのである。子どもは、母親をどなりつけたりして病室から出て行かせ、そうすることで母親が子どもから離れやすくするというのである。そこで母親は、自分が子どもを見捨てたという気持ちを抱くことなく、母子関係が崩壊の危機に瀕しようとする終末期という関係展開の場から罪悪感なく離脱できるというのである。」

きた、やっぱり自分の子どもが健康だった赤ちゃんの時代です。だから、終末期で個室だと、幼い子はどんどん「赤ちゃん返り」を始めるんです。それを母親の側もどんどん許す。許すというか、もう無制限に甘えさせて、より赤ちゃん返りを促進していく感じなんです。

以上の語りからわかるように、思春期以前の子どもは、まずもって無制限に母親に甘えようとする。同時に母親側も、できるかぎりその「甘え」を受け止めようとする。このようにして、社会的な関係を形成する以前の段階に（とくに九歳以下の年少の子どもは）子ども自身が「赤ちゃん返り」することによって、母子の基本的な関係も、そこに実際に立ち現れてくる関係も壊さない。社会的な関係を形成する以前の、母子だけの「二者関係」にまでさかのぼって、子どもが「赤ちゃん返り」して、母親に心身ともに全面的に依存し甘える。そして、臨死期の身体増悪に伴って、自分のなかからわき出てくる病状や予後に対する不安や疑義を回避する。この病状や予後への（赤ちゃんになった）「子どもの無知」の結果、母親もまた、子どもが自分の死のことを口にしたり、予後のことを口にしたりする形で母親に与える、強烈な不安を回避する。こうして、母親は「赤ちゃん」になった／戻った子どもに対し、母親自身がまさしく、その子が赤ちゃんだったころにしてきたように、思う存分子どもと一緒にいながら、母親としての最後の愛情を、子どもが死に至る最期までそそぎ込む。

また、終末期になると子どもは、これまで身につけてきた「病棟の子」、いわゆる「患児」として、その方向に向けて培ってきた社会的な「鎧／役割」をどんどんはぎ取っていく。つまり健康だったころの

「赤ちゃん」の役割に戻ることによって「病棟の子」から再度「家の子」へ回帰していく。思春期以前の（ということは、おおむね九歳以下の子どものことだが）年齢層の子どもの場合、その年齢が低ければ低いほど、終末期にはどんどん「赤ちゃん返り」していく。そして、おそらく病棟における「患児役割」などの社会的属性をほとんどはぎ取った形で母親の腕の中に抱かれて、眠りについた「赤ちゃん」のように死んで逝くのである。また、終末期は、病棟スタッフも母子の「一体化」に配慮する。すなわち、病棟スタッフが、その母子の一体化を極力保証してじゃまだてしないように、必要不可欠なとき以外は、個室からどんどん離れていく。*

では、思春期の子どもの終末期の母子関係はどうだろうか。基本的には、病名告知の有無によって終末期の違いを見た前節の、それぞれの「終末期におけるあり方」で提示したような過ごし方をする。つまり、思春期以前の子どもがどんどん「赤ちゃん返り」するような大きな母子関係の変化はない。また、母子の「一体化」も年少の子どもほどではない。大部屋当時に比べて個室に来たぶん、母親と一緒にいる

＊子ども自身もまた、母親との二人関係を徹底して守る。終末期で、なんらかの理由で母親が来られないときは担当ナースが子どものかたわらにいることが多い。その間、子どもは、自分が母親と一緒のときにやるようにナースの手を握ったまま離さない。しかし、母親が来たとたん、それこそ「けんもほろろに」それまで手を握ってくれていたナースに対して「あっち、行って」と退室を促す。その後は、母親との二人だけの濃密な時間を過ごすことになる。私自身も、個室で母親が来るまでの間、終末期のうとうとしている子どものかたわらにいることがあった。しかし、母親が入室したとたん、子どもはうとうとから急に覚醒し、私に向かって言うのだった。「あっち、行って」。もちろん、私は退室する。母親のすまなそうな表情と雰囲気を背後に感じながら。

時間が若干長くなるという程度である。そのため、自分の担当ナースと話したり私と話すなど、だいたい年齢相応な社会的役割と行動を担い続ける。親のほうも一緒に過ごす時間が長くはなるものの、年少の子どもほど「べったり」一緒にいることはない。

以上述べてきたことから、とくに思春期以前の子どもが病気で死に逝く「社会的過程」が、基本的にどのようなものなのかが見えてくるであろう。

前述したように、子どもが死に逝くプロセスで、ブルーボンド・ランガーの観察した子どもは、死ぬまで患児としての「役割」を担っていくという社会化を停止しない。「母親の子ども」としてではなく「病棟社会での患児」としての社会的役割を優先的に担いながら、かつ死に逝く者として子どもは、残された者との社会的関係を維持するために、自分が死ぬということを知っていても「知らないふり」をする。このように、ブルーボンド・ランガーの観察した九歳以下の子どもたち（本研究でいえば思春期以前の子どもたち）にとって死は、あくまで社会的役割維持・社会的関係維持双方の方策を伴ったきわめて「社会的な出来事」なのである。それに対して、フィールドワーク先の思春期以前の子どもたちは、終末期に入って死が近づけば近づくほど、それまで培ってきた社会化、すなわち患児役割をどんどんはぎ取り、死の直前には、ほとんど「赤ちゃん」のようになっていく。そして治療も対症療法だけとなり、西洋近代医学も引き揚げを開始する。つまり、子どもの死が近づくにつれて、病棟社会での患児役割という社会的役割の展開および関係維持の方策が、かぎりなく弱化されていくのである。それに伴って、現代医療を司っている医療者が、医療の領域から撤退し始める。そして、家族、ひいては二者関係である「母子関係」という、いわば病棟社会にありながらも、きわめて「私的な領域」*に、子どもの死が近しくなるにつれてどんどんと子どもを返していくのである。まさしくこの過程が、小児がん病棟でのおおむね九歳以下の子どもの、社会的な側面からの死に逝くプロセスなのである。

＊私的な領域における死

最近は、ずいぶん変化が見られるが、これまで日本の医療の医師 - 患者関係の基本的あり方は、「医師におまかせ」の「パターナリズム」であるといわれてきた。しかし、本フィールドワークで子どもの終末期の状況を見ていると、子どもの死が近づけば近づくほど医師を中心とした医療は撤退し始め、どんどん「家族におまかせ」になってくる。このように日本の医療で死は、医療の領域として「管理・運営」されるものではなく、きわめて私的な領域のものと認知され続けてきたのではないか。余談だが、この意味で「脳死」という死のあり方を考えてみると興味深い。なぜ、「脳死」が欧米諸国に比べていちじるしく「国民的理解」が得られないかというと、そのひとつの、しかし強力な理由として、人の死はあくまで「極私的な領域の出来事」であり、死ぬ「私」が本来属する「私的な領域」に、死にゆきつつある時点で医療・医学から返還され続けるものだからではないだろうか。そして、その頂点における死を迎えたときには、医療・医学から完全に離脱して全き「私」のもとに帰属する必要がある。そのため、医療側が脳死という死を提示しても、それが医療・医学の部類に属す死であるので、つまり死んでも「私」の側に返還されないので、文化的に、「そのような死」は承服しがたいのではないだろうか。そこから考えると、日本での献体率がきわめて低いというのも納得できるし、子どもの死後、医師が病理解剖を望んでも受け入れる親がきわめて少ないということも理解できる。なぜなら、それらは死してなお医学の側に置きとどめられる死だからである。それらは「医学的な死」であり、医学という「出来事」の延長線上における死だからである。

第6章　「ふり」をする母親

子どもは死の直前になって、まず自分の身体症状の悪化、次にまわりの雰囲気の変化、個室入室という体験、これまでの治療の仕方との相違などを感じて不安を増幅させる。その中で、とくに思春期の子どもは、再発告知や治療状況の変化などから「どうもこれまでとは違うな」と思う子どもも、きわめて少数だが出始める。しかし母親は、断固として（子どもの目前では）自分も子どもも元気であるという「ふり」を強行・続行する。子どもの病態がどうであれ、この子は「元気になる」という「ふり」をして、母親は子どもに接する。また、母親の態度（言動）という情報以外の情報（ほかの子どもの死などの情報）は、子どもにとって非常に「不確か」なものであって、病棟社会では、そのような情報の流通は社会的に認められないので、ほとんどの子どもは、母親の、子どもが元気になる、元気であるという「ふり」を、ほぼ唯一の情報として「正確」に読みとる。そして、それをしっかり信じることにして病棟での社会化を進展させ、関係を構築していく。それに対して、前述したように、まわりの大人たちの子どもに対するストレートな感情表現などで、「病状」についての正確で精度の高い情報が子どもに伝達さ

資料３　グレイザー／ストラウスの「気づきの状況」の分類

1、閉じられた気づき――誰もが知っているのに、患者は自分の死が差し迫っているとは認めない状況。
2、疑いをもった気づき――患者は、ほかの人は真実を知っているのではないかと疑っていて、そのために疑いを確かめたり否定しようとしたりする状況。
3、「ふり」をする気づき――お互い死に気づいているが、そうではないかのように行動する。両者とも納得づくで、あたかも患者が死なないかのように行動する。
4、開かれた気づき――患者もまわりの人たちも患者が死んでいくことに気づいていて、両者とも比較的自由にその気づきを表現する。

れる米国の子どもは、子どもみずから、自分の予後がどうなるかを知っていて、「知らないふり」を演じていく。

対比として興味深いのは、この「ふり」をする主体が本研究では母親であり、それを子どもが「信じて」合わせていくのに対し、ブルーボンド・ランガーの報告では、親と子どもが両者とも子どもが死に逝くことを知り、かつ納得したうえで「知らないふり」をするということである（資料3、グレイザー／ストラウス(19)の「気づきの状況」の分類、参照）。しかし、本フィールドワーク先の親と子どもは、基本的にこの「気づきの状況」分類の1と3を、一部改変した組み合わせで終末期のぎりぎりまで推移していく。それは、

1、子どもは、母親を中心とするまわりの大人たちの、自分への態度から判断して、自分に死が差し迫っているとは「思えない／わからない」状況である

2、母親を中心とするまわりの大人たちは、基本的に子どもが死に逝くことを誰もが知っている。しかし、あたかも子どもが死なないかのように／元気になるかのような言動・行動をする

ということである。

ブルーボンド・ランガーの子どもとの対比でもうひとつ言えることは、本書の子どもは、自分がこれまで培った情報をもとにしての「ふり」はできないということである。これは、子ども自身が「自分が死に逝くこと」を知ったうえで「ふり」をするのに必要な情報量、すなわち自分の病状が悪化し、死に近しくなっているということを子どもにわからせる情報が、ほとんど全くないということを意味する。なぜなら、子どもがかなり悪化して死が近しくなったその時点においてもなお、母親は子どもに対して必死に楽観的な「ふり」をし続けるからである。また、まれに子どもから「自分が死に近しくなっているのではないか」というたぐいの問いかけが出ても、医師、ナース、母親は明確に回答しない。加えて、そこに至るまでに「他患の死」が「公」には、すなわち、病棟社会では認められず、あたかも存在しないかのようであること、また、それらへの疑義を子どもが、納得いくまでは聞けない状況を構築する病棟社会のルールと秩序化があること。以上から、子どもは終末期であっても「自分が、近い将来死に逝く終末期状況にある」という認識を、まわりから、すなわち社会的に公認される形では決してもちえない。これに対し、ブルーボンド・ランガー[20]は「子どもは、親たちの態度や言動から自分たちの病状について親たちが話したがらないことを悟り、それに従っていた」とし、その「従い方」として、子どももまた「ふり」を死ぬまで続けると述べている。その「ふり」は、「子どもはすでにこれから何が起こるか知っている（すなわち、自分が死に逝くことを知っている）」が、親たちに合わせて「知らないふり」

資料4　母親－患児間の「ふり」をめぐる様相

	母親	患児
1、死への認知	患児が死ぬことを知っている	①死の直前まで知らない可能性大 ②元気になって退院できると思って希望をもつ
2、「ふり」の行為	する	みずからはしない→親の「ふり」に合わせる
3、態度	患児の前では徹底的に気丈（患児から見えないところでは泣くこともある）	（基本的に）これまでどおりの態度／ふるまいを維持
4、相手への時間の使用	できるだけ患児のもとに長くいようとする	できるだけ母親と一緒にいようとする（患児が幼ければ幼いほどこの傾向が強い）

をしているのだという。これは、子どもがすでに事の次第や自分の置かれている状況を正確に「知っていること」を前提としている。つまり「知らないふり」に至るまでに、子ども自身が、病棟で体験したこと、見聞したことを正確な情報としてみずからの中に体系的に構築し認識しているということである（なお、本書における、母親‐子ども間の「ふり」の状況をめぐる相互の様相は、資料4を参照）。

以上述べてきたことから、本病棟では、子どもと病棟社会、子どもと母親との社会的関係の安定は、次のような社会的文脈の中で維持されていることがわかる。

1、病気に関わる情報量がきわめて少ない状況に子どもを置き続ける
2、病気や死など、病棟での社会的関係を脅

かすような子どもの「問いかけ」は無視する

3、母親は、（子どもの病状がどうであれ）子どもの目前では子どもが「元気になるふり」をし続ける

4、病棟社会では、「ほかの子どもの死」をいっさい認めない

第7章　タブーを排除すること、あるいは不安と恐怖について

前章で述べた、母親の子どもに対する「元気なふり」は、どのような文脈を子ども側にもたらすのだろうか。ここでいう文脈とは、実質的には「(ほとんど何も)知らないまま」の子どもが、病気の進行・増悪に伴ってもなお、その母親の「元気なふり」に合わせていくことができる「下地」はどのように構築されるのかということである。これは同時に、母親との社会的な関係を危機に陥らせたり破壊したりすることを子どもの側からしないために、母親をはじめとする病棟内の大人との関係を維持していくその「下地」が、病棟社会ではどのように構築されるのかということでもある。

シーン26

面会時間前の午後、私は大部屋各部屋の雰囲気を、病棟の廊下を歩きながら、ガラス越しに見

ている。きょうはまずどの大部屋に入ろうか。先週話した陽一君の部屋にもう一回行ってみようかなどと思いながら歩いている。ナース・ステーションでは忙しそうにナースが立ち働いている。病棟の一角にあるプレイコーナーまで来る。すると、明ちゃんが一人、積み木を使って黙々と遊んでいる。明ちゃんは、五歳の男の子で、急性骨髄性白血病である。私には全く気づかず、積み木を使って熱心に黙々と遊んでいる。しばらく見ていると明ちゃんが私に気づく。にっこりとほほえみかけてくれる。うれしくなった私は、引き寄せられるようにして、明ちゃんのかたわらに座る。そして、一緒に明ちゃんと積み木遊びをする。しばらく、二人で熱心に共同作業にいそしむ。お城づくり。ときに明ちゃんからの「お城の作り方」の指導を受けながら。楽しい時間が流れる。「あ、そうだ」と私は思う。「明ちゃん、たしかこの前、骨髄穿刺したんだ。泣きわめいていたもんな」と思うと、なんだか、そのようにがんばった明ちゃんをねぎらいたくなる。明ちゃんに言う。「明ちゃん」と呼びかける。「ん?」という感じで明ちゃんがこちらに視線を向ける。作業中断。「あのねぇ、明ちゃんさぁ、この前、針ちくん、がんばったよねぇ。えらいねぇ」と言う。すると、明ちゃんの表情がくもり、それまで楽しげに一緒に遊んでいた私に「あっち行って」とやや怒ったように言う。私は「え?」と思わず心の中で思う。でももう、明ちゃんは向こうを向いたまま、ぷいっとした雰囲気で黙々と積み木遊びをしている。やや茫然としながら、とりつくしまもない雰囲気なので私は立ち上がる。「じゃあ、またね」とがっくりした感じで言ってプレイコーナーから退散する。

シーン27

　ある日。病棟入り口のドアのそばに、みみちゃんが立っている。完全寛解し、退院を病棟内廊下で待っているのだ。みみちゃんは、三歳の女の子で急性リンパ性白血病。頭には「脱毛隠し」のかわいいうさぎの帽子をかぶっている。迎えに来た父母は彼女のベッドを整理している様子。ドア前にちょこんと立っているみみちゃんに向かって、次々とナースが「おうちに帰れていいねぇ」などと言っている。私も、みみちゃんとはよく遊んだことなど思い出す。よし、挨拶しようと思ってみみちゃんのそばに行く。「こんにちは」と言うと、くりくりした瞳で私を見つめて、首で挨拶するかのように縦に振る。私は、にっこりほほえみかけながら「みみちゃん、よかったねぇ。もうずうっとおうちにいられるね。おうちでお母さんとたくさんたくさん遊べるね」と言う。するとみみちゃん、にっこりして「うん」とうなずく。私は続いて「みみちゃん、ここにいる間、つらい注射やお薬によく耐えたよねぇ。がんばったからたくさんごほうびあるかもね」と言うと、いきなりぷいっとした顔になり、私のそばからすたすた歩いて父母のいる、かつての自分の病室に行ってしまう。

次に思春期の子どもの例をあげる。

シーン28

聡太君は、十五歳で高校受験を控えている。受験勉強にも熱心に取り組んでいる。急性リンパ性白血病だが、正確な病名は親の希望で告知されてはいない。血液の病気で、白血球がうまくつくれない病気だと親から説明されている。本人は、自分の病気について、その説明以上のことは聞いてこない。また、病名もとくには聞いてこない。しかし、現在現れている身体症状については、ほぼ毎日、担当ナースの堀井さんにいろいろ聞いている。

そんなある日。

ナース「体に出る症状のこと、すごく気になるのね。気にしすぎて疲れない？」

聡太君「だってさー、気になるじゃん。いまはこの程度の症状でもさ、悪化したら大変だし。自分の病気がどのようになっていくのか、気になるよ、とっても」

ナース「すごい気になるの？」

聡太君「そりゃそうさ。もう入院長いし、高校受験も控えているし。どうなるのか知りたいんだよ」

聡太君の「知りたい様子」があまりに熱心なので、堀井ナース、思わず引き込まれて言ってしまう。

「じゃあさぁ、聡太君に、聡太君の病名や病気について本当のこと、教えてあげようか？」。

その瞬間。しばしの沈黙。みるみる聡太君は困ったような表情になる。そして、「やっぱりいいよ」といって、堀井さんのそばから文字どおり「逃げ出して」しまう。

次の二つのシーンは、病気を担い、いわば当事者＝患児というアイデンティティを自分の中核にして生きなければならない子ども自身にとって、「病気の情報」というきわめて重要な情報が認識されなかった、すなわち、子どもが、その重要な情報のすべてを「忘れ去ってしまった」というものである。

シーン29

北沢君は十九歳である。しかし、十七歳のときに急性リンパ性白血病を発症して以来、入院、外来ともにここの病院にかかっている。そのため、小児科にかかる年齢を超えても引き続き発症時からの主治医である吉岡先生に診てもらっている。完全寛解して退院したものの、その後の定期的な外来でのフォローで再発が確認された。彼は、親の希望や年齢も高いこともあって、正確な病名を告知されている。また、今回の入院が再発しての入院であることも知らされている。しかし、このような再発が死にかなり近しくなることは説明されていないし、自覚もしていない。以前と同様な、苦しい治療が最初から繰り返されると思っている。主治医からあらためて、今回の再発入院についての本人に向けた説明がある（もちろん、再発後の予後に関わることはいっさい説明されない）。そばに付き添った担当ナースの八尾さんによれば、今後の治療について吉岡先生が話し始めたとたん、涙ぐみだしたという。ときおり嗚咽をもらす感じで吉岡先生の説明を聞いていたという。その後、八尾さんに付き添われて個室に戻ることになる。ほかの用事でしばらく八尾さんが席をはずすことになる。用事をすませた八尾さんが個室に様子を見に行くと、北沢君はベッドにぼんやりと座っている。目で挨拶をしてスライド式のドアを開け、八尾さんは、ベッドサイドのイスに腰かける。そこでの会話。

ナース「気分どう？」

北沢君はしばらく沈黙。悲しげな表情。重たい口を無理やり開くように言う。

「身体はいまのところ調子良くなってきていいんだけど、先のことを考えると憂鬱になっちゃって。治療、またはじめからなんでしょ。そんなようなこと、さっき吉岡先生に説明されたけど、詳しいことは泣いててぜんぜん覚えていないんだ」

ナース「じゃあ、先生にもう一回聞いてみる？」

北沢君は、「いいや」ときっぱりした感じで拒否。

八尾さんは、もうその「話題」にはとりつくしまのなさを感じて、なんだかいたたまれなくなってしまう。話を変えようと思い、大部屋時代に北沢君と仲良くしていたほかの子どもの「良い近況」を伝えようと思う。

次は、細谷の論文(21)からの引用（一部改変・省略）による。

十一歳時に急性リンパ性白血病を発症した女児。そのさいは病名告知なし。完全寛解後、医療短大でナースになるための勉強を始めるので、自分の病気がなんであったか当然わかってくるだろうからと両親が病名告知を希望。そこで医師が話してみると七年前に話された病態は全く忘れ去られていた。治療が終了する直前の十五歳ころに初めて、恐い病気かもしれないと不安に思ったものの、誰にも聞かなかったという。

まずシーンに則してみてみよう。

シーン26では、私が骨髄穿刺をした明ちゃんの労をねぎらう発話をしている。それに対して明ちゃんは、それまで積み木で私と仲良く遊んでいたにもかかわらず、いきなり私の会話を「あっち行って」という形で断ち切っている。

シーン27では、右記と同様にみみちゃんの入院中の苦労をねぎらった私が、その発話をしたとたん、思いきりふられている。みみちゃんは怒ってしまい、私のそばから逃げ出してしまう。

次のシーン28では、これまで繰り返し自分の病気のことを「聞きたがって」いた聡太君は、突然のナースのこれまでとは違った自分に対する反応、つまり応えようとする対応に困って躊躇して、しまいには逃げ出してしまう。

シーン29と細谷論文では、本来、重篤な病気をかかえている子ども自身にとって、自分の病気についてのきわめて重要な情報であるにもかかわらず、その情報が子どもから完全に忘れ去られている例である。

さて、シーン26から細谷論文までで提示した事例は、当然ながら病棟社会を維持・構成している無数の社会的文脈の束に則して析出した「やりとり」の結果である。つまり、このような言葉のやりとりの中で、それが中途で、子ども側から「断ち切られる」あるいは「忘れ去られる」という事態は、これまで子どもが病棟社会の文脈の中で培ってきた他者・自分・病気をめぐる「やりとり」の文脈にふれたことによるものである。こうして互いのコミュニケーションは、中途で、あるいは結果として「断ち切られる／忘れ去られる」ことになる。*

それではいったい、どのような理由と文脈から、子どもは私やナースとの会話を断ち切ってそこから逃げ出してしまったのだろうか。また、医師からの「自分の病態」に関わる説明を、なぜ子どもは完全に「忘れ去って」しまったのだろうか。

このことを理解するひとつの手だてとして、ハーバート・ブルーマー(22)のシンボリック相互作用論がある。

人間があることを体験し、それをみずからのうちに情報として認識して意味づけて解釈すると、次にはそれにもとづいて新たな質問をしたり／したくなったり、判断したり、行動したりする。その体験がその人の中に定置されれば、体験はその人を構成する文脈のひとつとなる。例えば、交通事故にあいそうになった体験をする。すると、通常その人は、その体験にもとづいて、それにふれる文脈が日常の中で析出してくれば、その体験をもとにした言動や行動をすることになる。誰かが似たような経験をしていれば、自分の経験と重ね合わせてその話題を発展させる方向に質問をしたりするだろう。あるいは、自分の体験を再度語ることを通して、相手の体験と重ねながら、融合しながら自分の経験したことへの意味づけを多様なものとして洗練させ、その経験を他者とのコミュニケーションを通してより豊穣なものとしていくだろう。ここに、自分の経験したことを他者に語ること／他者と語り合うことを通して、自分の経験に対する自分の意味づけの集大成である、いわば「自分の物語」というべきものが強力に生起してくる。**

以上に関して、前述した林君の「死や憎悪にまつわる発話」についてみてみよう。彼の発話は、この病棟社会のタブーを強烈に侵しそうになった。この林君の「侵し」に対して、同室のほかの子どもがその文脈に乗って、言葉のやりとりで応えていたらどうなっていたのだろうか。その展開は記述したこととは全く異なった状況になったに違いない。「先輩のがん死」の話題は、それぞれの子どものあいだで

＊これに関しては、前述した林君のシーンも思い起こされる。林君は「先輩のがん死」を話題にしようとして、それを発話したが、同室の子どもやナースに冷ややかに無視され、彼の発話は「断ち切られた」。彼が、発話する「話題」は、これまでの病棟社会での関係を維持・構成する文脈に反する。その結果、その話題は他者との「やりとり」が成立しない形で閉じることを余儀なくされる。以上のこととシーン26から細谷論文までで提示したコミュニケーションの流れは、ほぼ同様の流れだろう。

＊＊これらの一連の「物語」の生成構築過程は、ナラティヴ・セラピー（S・マクナミー、K・J・ガーゲンほか[23]、浅野智彦[24]）とその理論的な基盤となる社会構成主義（ヴィヴィアン・バー[25]、上野千鶴子ほか[26]）の視点である。

「やりとり」され、それぞれが「そのようなこと」にまつわる経験を語り合ったり、たくさんの方向からの意味づけを加えてどんどん話題が発展し、しかるのち、同室の子どもが共有しあう、死に関する強烈な物語として生成したであろう。しかし、それは病棟社会のこれまでの「平穏」な維持と構成を侵す。そのような展開にしないために、もうすでにそのことの「タブー」を知っているほかの子どもとナースによって拒絶される。*

こうして、子ども自身に発話が許され、かつその話題で他者とのコミュニケーションが展開しても大丈夫であるという「許容範囲の見極め」への試行錯誤の結果、許容範囲を超える発話および体験への言及の相互共有は抑止される。それがわかりだす子どもは、許容範囲を超えるような治療体験や病棟体験などの認識を発話せず、かつ自分の中にその後の発話や行動のための文脈として入れ込まないようにしていく。認識から排除する。知りたくても「聞けない」（しかもおそらく回答がない）ならば、知りたくなるような認識を定置しないことである。体験しても閉め出しておくことである。たとえ、「その次のこと」が知りたくなるような、質問をしたくなるような「体験」を子どもが個人的にしても、それが大人の許容範囲を、ひいては病棟社会の許容範囲を超えるならば（つまりタブーを侵すものならば）それらを無視して、認識から排除してしまえばよいことになる。なぜならそのことが、病棟社会でのまわり（親、医師やナース、病名告知状況や親のこまかい意図がそれぞれ微妙に違うほかの子ども）との社会的関係を維持するための最大公約数的な安全策だからである。

かくして、大部屋の子どもや身体症状が甚だしく増悪するような状況にはまだ至らない末期の子どもは、母親の「意図」や「ふり」と不協和を起こすような情報を基本的に拒否・排除し、認識しないようにする。同時に医師やナースの「答えられないこと（聞いてほしくないこと、すなわち許容範囲を超えること）」を「聞かないこと」も、これまで述べてきたような病棟でのさまざまな体験を通して、子どもたちは経験的に身につけていく。だからこそ、「ほかの子どもの死」に関する「奇妙な回答」があっても、子どもは、自分が納得するまでしつこく聞かないのである。「転院、転棟、退院」という奇妙な回答で引き下がるのである。子どもは、子どもの側からも、大人が「これ以上聞いてほしくないこと」を支えるのである。

それでは、子ども側は、タブーにふれるような話題に発展しそうな他者からの言説や質問には、具体的にどのように、それらを排除していくのだろうか。それは、排除すべき「そのこと」を、その他者とのあいだで「話題」にしないことを通してである。例えば、前述したシーン26から細谷論文の事例のような闘病体験にまつわる質問などを、その体験を知っている他者が話題にするとする。あるいは質問する。そしていったん、当事者である子どもが、その質問に受け答えてしまえば、その後、二人で構成した病棟社会を脅かすタブーに発展する可能性のある話題が社会的に共有された文脈として構築・発展さ

＊同様なことは、ほかの子どもの死を「○○ちゃん、どうしたの」と、ナースに聞いてくる子どもにもいえよう。そこでのナースの「転院・退院」などの回答を奇妙に思うがゆえに子どもは、それがタブーにふれるものであることを、おそらく即座に理解する。そして、ナースの「奇妙な回答」一発で即座に退散する。この質問は、それ以上そこで続行してはいけないのである。また、もう話題にしてはいけないのである。

れる。その結果、次回からその共有された文脈への相互の認識をベースにして、再帰的に基本的にタブーとされるような言説＝具体的な話題を、さらなる相互の質問と会話などで発展させながら、その文脈を強固にして豊饒化していってしまうことになる。*

しかし、その話題を構成する言説が、すでにある、病棟社会の安定した社会的関係を支える文脈を脅かすものであれば、つまりまわりの大人の意図・意向、そしてその「許容範囲」を超えてしまうことになるならば、子どもは決して、それらの話題を社会に流通させることはできない。**

以上まとめると、子どもは治療に集約される存在としての子ども、すなわち患児として生きていくために、また同時に、母親をはじめとする他者との関係を構築・維持し続けていくために、この病棟社会で適応的に生き抜くさまざまな「ルール」ともいうべきものを、他者との「やりとり」を通して学んでいく。例えば、それは、質問しても「聞き流されたり」「無視されたり」という「やりとり」であったり、死や増悪に関することなど、ある特定の話題の展開は、まわりから抑止されるというようなことであったりする。これらを通して子どもは、まわりの聞いてほしくない意図、およびそれにもとづく「ふり」の様相を理解していくことになる。そうなると子どもは、そこでの社会的な関係を「壊さないために」その意図と「ふり」を超えることをしなくなる。まわりが「聞いてほしくないこと」はそれ以上聞かないし、「言ってほしくないこと」はそれ以上言わなくなる。同時に子どもは、許容範囲を超えるため閉め出した認識を、再燃させられるようなまわりからの「話題・お話（情報）」を、即座にかつ強力に拒否・排除するのである。

＊およそ、人々が「話題を扱う方法」とも言うべきものの基本は、それらを再帰的に扱うということである。その人と全く関係ないことを、あるいはその人の文脈から全くはずれたことをその人とのメインの話題にすることは困難だろう。出会って初期の関係を構築しあったあとの私たちは、つねに、それまでにその人との関係を形成・構築してきた言説の文脈に縛られる。そして、その文脈を形成・構築している元は「受け答えができた」、つまりコミュニケーションが成立した過去の話題である。あるいはその派生物である。無理をすれば受け答えを拒否されたことを再帰的に再度話題化することもできる（どうしてあのとき答えてくれなかったの？　というように）。しかし、その話題が、その人との関係を脅かすようなタブーに関わるものであるならば、再度強烈な拒否にあうことは言うまでもない。加えて、そのように拒否する相手にしつこく同様な質問を繰り返せば、その話者同士の関係をも壊しかねない。

＊＊人は、自分の体験したことを文字通り独りよがりにしないために、また、再帰的に自分のものとするためには、その体験を言説としてほかの聞き手に向けて発信して、社会に流通させる必要がある。聞き手がそれを聞いて応答することによって初めて、社会的な文脈としてその体験は、個人とその社会双方に定置される。より社会化される。同様な体験をした人や意見・コメントを言いたい人が再帰的にその文脈を豊饒化する。洗練させる。この言葉のやりとり、すなわち言説の構築・再構築の繰り返しを通じて、個々人の語る「個人的体験」は、そこで語り合われた相互の言説自体によって、そこでの社会的な関係のありようの基本が規定されるまで拡大・強化され続ける。これは、例えばある話題が、質問やそれにまつわる体験のやりとりを通して文脈が拡充され、その結果、人々のあいだにその話題を構築している言説への基本的合意がいったん生起すれば、今度はそれに関して、そこでの社会的な関係の安定と維持のために、人々は再帰的・反省的にその話題の文脈を扱わざるをえなくなる。つまり、フーコー[27]も述べているように、その構築された／合意に達した話題の文脈では、誰がどのような言葉を使用して話すのが、その場の社会状況においてはもっとも重要で、かつ「適切・正当」なものになるのかということである。もちろん、そのようなことが強化されると、その文脈を脅かすような「正当ではない」言説や文脈はタブーとして排除されるようになる。語られないものとなる。

一方でそれらのこと、すなわち、まわりの意図・意向を超えて話が発展してしまうような話題を拒否し「会話」として発展させないことは、子どもの不安や恐怖のせいではないかという議論もあろう。しかし、不安や恐怖の顕現は、その状況と社会的関係のあり方が規定するものである。端的に言えば、その状況を形成する社会的関係や不安・恐怖の程度によって、それらの顕現は、それを「徹底的に抑止する」から「思う存分発散できる」「いっさいの社会的な関係を無視して原始的なパニックに陥る／陥らざるをえない」までのスペクトルがある。つまり、この病棟社会で子どもが「そのこと」を話題にしないのは、たんに不安・恐怖があるから話題にしないのではない。その不安・恐怖の病棟社会での「取り扱われ方」、いわば「あり方」が、そこでの社会的関係に規定されているからこそ、子どもは、黙る／話題にしない、その話題を、拒否するという形で不安・恐怖を顕現する。*

以上のことは、同時に大人側の感情や欲求の出し方と当然ながら相互作用をなす。あるいは、シンクロする。例えば、ブルーボンド・ランガー(28)は、まわりの大人の不安や恐怖の、子どもの目前における「提示」の度合いに合わせて、子ども自身もまた不安や恐怖を独自に表現することを観察している。大人は、子どもの前で感情をあらわにして泣きわめく。死や憎悪が、子どもにわかってしまう形で、感情をあらわにして子どもの目前で一喜一憂するのである。これについて、子どもは述べる。

「ママは、私をみると泣くのよ」「ナニー（乳母のこと）は私をじっと見て、私を見ながら首を振るのよ」

こうして、子どもたちは自分の病気と予後の悪さ、そして自分の死を知っていくとブルーボンド・ランガーは述べている。また、ブルーボンド・ランガーは、病棟での遊び**でも、まさしく、病棟における「死の流通」の程度に合わせて、子どもはきわめて具体的に、病気や死への「思い」を表出すると指摘する。

もちろん、わが国のほとんどの小児がん病棟では、子どものこれらのような「遊び」を見ることはないだろう。また、末期の子どもが読みたがる本は、例えば、人が死に逝く章である。ある親は「子どもたちは決して楽しい章を選ばない」と述べたとブルーボンド・ランガーは記している。

*子どもが、自分の感情や欲求を、状況や場に応じてどのように扱うべきか、扱わなければならないかということは、大人が子どもにし続けてきた「しつけ」の根本である。いわば、感情や欲求を「適切に」発露することこそ、子どもが社会化されるための重要な要件のひとつなのである。これは、小児がんに罹患した子どもも同様である。なぜなら、小児がんに罹患しても、子どもがその感情や欲求を「適切に」発露することこそが、病棟社会を秩序だって維持・展開し続けるひとつの強力な基盤となるからである。

**ブルーボンド・ランガーは、病棟での以下のような末期の子どもの死に関わる遊びを紹介している。

1、人形やぬいぐるみなどを（自分で作った）お墓に入れて遊ぶ
2、自分に似ていると言っていた紙人形をティッシュペーパーの箱の中に埋める
3、ある患児は、墓地の絵ばかり描くようになった
4、十字架上での死の絵を描く

しかし、そのような大人との相互作用がないと同時に、そのような状況が峻拒される、本フィールドワーク先の大半の子どもは、唯一、終末期になって身体症状のどうしようもない増悪と、まわりの大人の、もうすぐこの子どもは死んでゆくという認識の微妙な変化に気づくことのできるごく少数の子どもだけが（大人の許容範囲の意図を超えそうになれば、すぐにそこから逃げる準備をしながら）死を直接的に問うことをする。すなわち、子どもは、まわりの意図をきわめてよく理解しているのである。そして、社会的な関係を維持するために、その許容範囲の範疇に居続ける。子どもは決して不安や恐怖に駆られて黙しているのではない。大人の意図を超えてしまう自分の感情や欲求の発露が、双方の社会的関係を危うくすることを子どもは知っている。だから黙すのである。このような社会、ひいてはそこで展開される関係の根本的な維持に関わる文脈に抵触する「話題」であればあるほど、当然ながら、それらは社会的にその「あり方」や「提示・発露の仕方」をめぐって、強固に規制される。そのような「社会的な機序」が、大人側の「権力作用」として作動し、それらの発露の仕方を徹底的に子どもに規制するのである。病棟社会では、そこでの社会的な秩序と関係維持こそが、これまでのシーンで見てきたように、個人的な不安や恐怖を「自由に」顕現することよりもはるかに優先されるのである。

「自分も死ぬかもしれない／死ぬだろう」というような死への不安や恐怖の認識が、その社会全体に峻拒され公認されない、あるいは「そのようなこと」は認知してはいけないという状況は、子どもの病気増悪に伴う子ども自身の身体感覚の変化の社会的位置にも影響をおよぼす。例えば、実際に子ども自身の増悪による身体不快感や痛みがあっても「そのようなこと（＝身体不快感や痛みを増悪や死に結びつけること）」は、まわりの大人の意図・意向、すなわちこの病棟社会で子どもにしてほしい社会化の方向に反するので、子どもからそのような感覚の訴えがあったとしても、それについての正確な状況が子どもに説明されることはない。その身体不快感は病状の悪化・進行によるものという説明が子どもに与えられることはない。たとえ、子どもから訴えがあっても「大丈夫」であるというような「楽観的」な方向の言説が大人から子どもに「与えられる」。あるいは「それ」については言及されずに、ゆるやかに「無視」される。加えて子ども自身も、そのような（子どもの死に関わる）情報は全く病棟社会に流布していないので、ほかの子どもの死の情報やほかの子どもの終末期の身体状況の情報をもとにして自分のそれとは比較することができない。このような状況では、ほとんどの子どもには、ブルーボンド・ランガーが観察した子どものように、状況を比較検討して再構成し、自分の病状を判断してそれに合わせて自分を発露するということはまずできない。

まわりからの、極端に言えばそれこそ「傷は浅いぞ、しっかりしろ」というような現状の否定と励ましによって、子ども自身の身体の変化への認識は、そのような「楽観的」態度を保つことが、ほぼ最後まで子どもに奨励されるのである。身体の増悪とそれに伴う子どもの認識が一致することは拒否される。自己の身体への認識は、たとえ痛くても不快感が増大しても、大人は総力をあげて、子どもの認識を楽観的な方向へいちじるしく「ずらし続ける」。そして、そのような「楽観的」な認識を持つことが、子どもには果たされる。このような「認識」を子どもに持たすことの結果は、例えば、いまある「痛み」が末期に至ったための痛みとして認識して、そのようなものとして発露していいのか、つまりもうしばらくすると死ぬのだから我慢もほどほどにして泣きわめいていいのか、たんなる病状経過の、あるいは回復過程の「痛み」として認識して発露していいのか、したがって、ここは我慢すべき痛みなのかは、子どもにとっては全くわからないものとなる。

こうして子どもは、その「身体感覚認識」からも「社会的認識」からも、自分が増悪して死に近しくなっているという個人的認識を持ちがたい。また、子どもは自分の増悪や死についての、まわりからの社会的公認と認知を得ることができない（そのようなことは「発話」もタブーになっている）。ほとんどの子どもは、病状進展に伴う身体感覚の増悪的変化と、それへの自分の認識が一致できない。実際、臨死期に至った子どもにさえ、親は「治ったあとの楽しい予定」を語るのである。このように死や増悪を峻拒するという強力なタブーを伴う「楽観的認識」の呪縛からは、とても逃れがたい。その結果として子どもは「自分の死」を自分自身にも他者にも、すなわち社会に向けては発現／発言できない。例外的に、そのうちの一部の子ども、つまり、敏感な子どもや臨死期に至った子どもの一部で、身体症状の増悪的変化が最高潮に達した子どもの中には、死や増悪に関することを発話する子どもも（例外として）いる。けれども、ほとんどの子どもは「死」に直接言及しないまま、急激に死という転帰を迎えることになる。

しかし、病棟社会そのものを維持する文脈や暗黙のルールが、おそらく大部分の日本の小児がん病棟と同様である本フィールドワーク先やインタビュー先の病棟とは違う病棟社会ではどうだろうか。つまり、病棟社会自体が、（日本的な小児がん病棟からみれば）欧米に近いかなり違ったあり方をしている小児病棟では、そこで通底している治療にまつわる社会的文脈が違うので、当然、「死をめぐる問題」についても違った様相を呈する。例えば、その小児病棟に入院している子どもの大半が血液疾患・腫瘍疾患であるということで、対象となる子どもはほぼ同様な都心のある病院では、子どもの「死への言及」がかなりあると報告されている。(29)

この病棟では、プライバシーへの配慮などの病院の方針で大部屋はなく全個室である。また医師側が、子どもへの「病名告知」や「死への言及の受け止め」にかなり積極的に取り組んでいる。このような物理的・社会的様相の違いが、私のフィールドワーク先の病棟とインタビュー先の病棟での子どもの死への言及のあり方との違いを生み出していると思われる。

まず、全個室であるという物理的条件を考えれば、病態や治療状況の違うほかの子どもに気兼ねすることはなくなる。個室で医師あるいはナースに「自分の思いのたけ」をぶつけやすくなる。つまり、大部屋でのほかの子どものあり方を見て「社会化」されたり、ほかの子どもとの関係に配慮して「タブー」を構築する必要がなくなる。全闘病期間を通して、基本的に親と医療側との社会的関係が維持できればいいわけである。そのため、病棟でも医療側と、その病院の方針を了承してわが子を入院させた親が積極的に「進めていること」に沿っていくこと、このことこそが、そこでの子どもに社会的に「要請されるあり方」の眼目となる。つまり、病名告知を受けること・受けさせることはもとより、医療側、ひいては、その方針を理解して、子どもを入院させている親側の「子どもの死への言及をも受け止める」という状況に、子ども自身も向かうことになる。子どもが「死に関わるもの・こと」を直接大人に向けて表出しても大丈夫だという文脈が、この病棟では子ども自身にも「流通」するのである。

そのような文脈を支えているのは、その病棟社会の物理的（全個室）、社会的（医師が告知に対して積極的であること。また、そこを率いる一人の医師が白血病治療をめぐる言説では「マスメディア」で有名であり、そこへ入院する子どもの家族もその医師の告知への「方針」を前もって理解している）あり方である。その結果、「死への言及」はタブーではなくなる。もっと言えば、この病棟での子どものひとつの「役割」とさえなる。報告によれば、その病棟では、死についての子ども自身の表現がいろいろ見受けられる。例えば、子どもが外泊時に「不気味な絵を描く」、病室で「突然、号泣する」などである。ここでもまた子どもは、そこで病棟社会を構築している大人たちの意図に合わせながら、本病棟と同様に病気をきわめて社会的に経過させていることがわかる。

第8章　「社会的な死」を招来しないための関係構造

「いま、この子にできるのは、真夜中に死んでくれて、誰にも気づかれないこと。そうすればまわりが動揺しないですむから」

これは、インタビュー先のナースに聞いたある母親の発話である。臨死期に至った子どもをもつ母親の、ある種、壮絶ともいえる発話である。もちろん、すべての母親が、自分の子どもの臨死期にこのような思いを抱くわけではない。それこそ、なんらかの奇跡が起こって子どもが死を免れることを祈り続ける母親が大半である。にもかかわらず、この発話を章の文頭にもってきたのは、結果的にこの発話に象徴され集約されるような病棟社会での関係の構造を描くと同時に、これまで述べてきたこと全体を包み込んで、病棟社会を社会として存立させ維持するために貫徹する強力な文脈の様相を、本論全体の「まとめ」として描きたいからである。

キーワードは「まわりへの配慮」である。これまでもさまざまな諸相から述べてきた、子どもの「まわりへの配慮」と「大人の意図・意向の受け入れ」ということの双方を、病棟社会を存立させている基本的構造として提示する。つまり、この小児がんの病棟では、当事者である子どもとそれをとりまく大人は、基本的にどのようにして、自分が属することになった病棟社会を秩序だてて、社会的な関係を維持しているのかということの具体的なルールの提示である。

以降、本フィールドワークのさまざまな知見の到達点として、病棟社会を構成・維持するために、子どもを軸としたその社会の成員がどのような方法と構築でもって、そこでの社会を存立させているのかについて述べる。

このことを論じるにあたって、まず前提として認識する必要のあることとは、病気になって患児という役割を身につけていくにしても、その子は何にもましてまず「子ども」であるということである。通常子どもは、その生まれ出た社会で、生物学的な発達と同時に、その国その民族の文化的文脈を家族や地域、学校などのフィルターを通して、「自分という物語」の中に織り込んでいく。そして、そこの社会と文化に適応していく。あるいは適応していかねばならない。つまり、そこの社会の成員として、その社会のあり方を受け入れ維持する一員として「社会化」されていく。

私がこの章に至るまでの各章で述べてきた社会化の諸相とは、病棟社会における以下の二点に集約される諸相である。

1、人間が社会を産み出すと同時にその人間が社会を産み出すということの諸相

2、個人がさまざまな他者との相互的なやりとりを通して、社会的なアイデンティティや役割を演

じるための諸相

この章で述べるのは、この社会化の最後の諸相である、以下についてである。

3、社会化は、社会統制とともに社会システム存立の機能的要件を構成する

ということについてである。つまり、この章では病棟社会をひとつの社会システムとして存立させている、機能的な要件がどのように連関しているのかを提示していくことになる。

さて、子どもは、その子どもが社会的関係を結び、そこで構築された社会を絶えず維持し産出し続ける必要のある社会的な状況・場・関係（それは学校であれ、塾であれ、子ども同士の集団であれ）ならどこでも、そこに属し続けるかぎり、そこへの「社会化」と「適応」の問題は必須となる。このことはもちろん、小児病棟のような子どもに新たに現出してきた社会でも全く同様である。ここで子どもは、これまでの健常児としての自分の役割から、治療される存在として集約される患児の役割を身につけ、かつ果たすことを要求される。同時にまわりの他患や親をはじめとする大人たちとの関係を、患児としての立場から新たに構築しながら維持する。そして、このような社会的な関係を維持し続けることを「重篤な（ときには死に至る）病《やまい》」をかかえる状況の中で遂行していくのである。すなわち、子どもは病棟社会でも「社会化」を進行させることになる。

さて、「社会化」の最終目的は、あらゆる社会への社会化の目的がそうであるように、その社会への適応、すなわちそこでの社会的関係の形成と維持である。本論に引きつけて述べれば、病棟社会を形成する一員として関係を生成し、その維持をはかり続けるということである。このことを子どもは、まわりの大人たちと「兼ね合い」ながら担っていかなければならない。これは、その社会を主要に形成する成員全体が、その社会を支えている関係や秩序などを破壊しないということに集約されるものである。つまり関係と秩序が破壊されてしまうような「社会的な死」を招来しないこととしてなされ続けることである。いわばこれは社会的動物である人間の、社会を存立させるための根元的な「営為」だといえよう。このようにして病棟社会を維持していくこと、すなわち子どもや大人たちが病棟社会の秩序と関係を破壊した結果生じる「社会的な死」に陥らないための方略が、これまで述べてきたことのまとめとして、資料5に提示されている。以下、その資料を参照しながら論じていく。

病棟社会を維持する、つまり社会的な死を成員が峻拒し続けるという状況を基本的に支え続けるものが、本論文でシーンや語りを提示しながら詳細に検討・考察してきた事柄、すなわち次の三方略である。それは、

1、母親の子どもへの「楽観的ふり」
2、「増悪・死」の発現の阻止（誰も死なない病棟）
3、親の子どもに対する意図・意向の最大尊重

資料５　小児がん病棟の関係構図

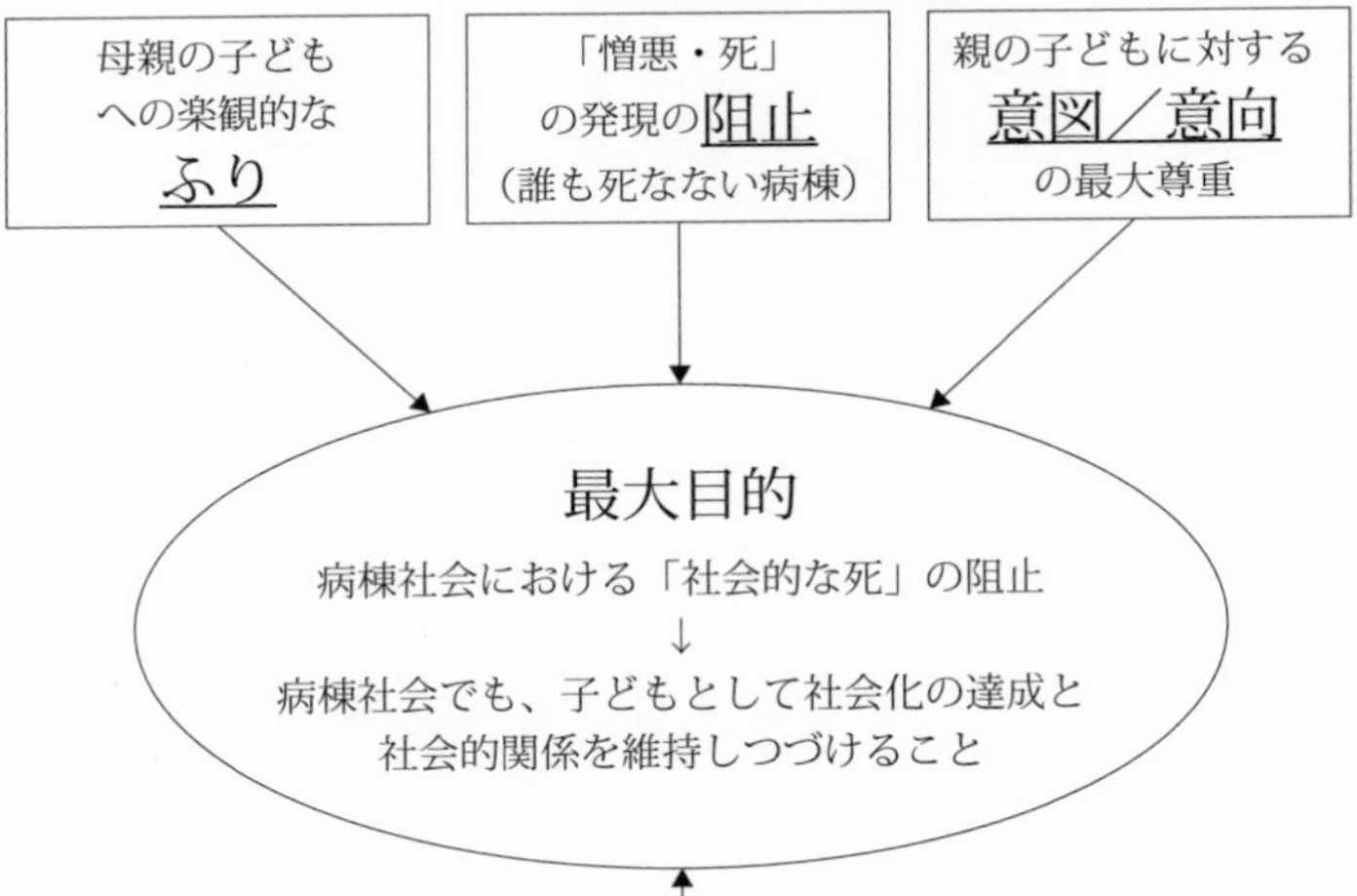
母親の子どもへの楽観的なふり
「憎悪・死」の発現の阻止
（誰も死なない病棟）
親の子どもに対する意図／意向の最大尊重
最大目的
病棟社会における「社会的な死」の阻止
↓
病棟社会でも、子どもとして社会化の達成と社会的関係を維持しつづけること
1、子どもが日常的におこなう主要な相互作用
①「他患の憎悪・死」について、最後まで聞けない／聞かない
②大人の意図・意向を超えてしまうような質問をしない
③大人の意図・意向を超えてしまう質問につながるような「経験・体験」を排除して、自分の認識のなかに定置しない
2、子どもが末期／終末期におこなう主要な相互作用
①思春期以前：社会的関係の構築や社会化する以前の母子二者関係へ戻る
②思春期：告知状況＋親の意図・意向に合わせる。終末期になれば、年齢相応の穏やかな母子二者関係に戻る

である。

以上の三点が貫徹されることによって、子どもへの病気情報の与えられ方が決定され、同時にその情報をもとに子どもの病気・病状に関して、子ども自身が「認識してもよい」方向が根底的に規定される。そして、基本的に子どもが

その方向に「合わせること」「沿うこと」によって、病棟社会の社会的関係が良好に機能し維持され続ける。さらにこれらに加えて、終末期状況という危機的・極限的な状況においても、関係が破壊されて「社会的な死」が招来しないようなシステムが働く。また、とくに年少の子どもであればあるほど社会化以前の母子二者関係へと戻り、母親と一体化することを通して「社会」を形成しなくともすむようにする。このようにして、終末期という極限状況に生起する／しようとする「社会的な死」を阻止していくのである。こうして子どもが死に至るまで、病棟社会においてはなお、その社会を維持し続行させ続ける方略が機能し、この結果、日本の小児がんの病棟においては、「社会的な死」は最後まで回避され続けるのである。

第9章　ナラティヴ・コミュニティとしての病棟社会

——言語と知覚、そして認識、それによる体験の内在化と排除——

1　不安と恐怖への知覚と言語

これを書いている現在、日本では「新型コロナウイルス禍」が猖獗を極め、非常事態宣言が出されるに至っている。そして、コロナの「怖さ」を（デマも含め）しっかり「言語」で（その意味概念を含めて）認識した人は（おそらく）全員、コロナへの「感染」を恐れ、「不安」になっているであろう。

しかし、コロナに感染することに対し、不安や恐れを感じない人もいる。コロナという感染症そのものの意味が言語的に理解できない（精神遅滞などの）人々、あるいは、「恐れ」や「不安」がコロナの感染・罹患・闘病、転帰として「死ぬかもしれない」という「病気を構成する文脈」が大人ほど、深く理解・認識できない子どもたちは、コロナ感染が大人ほど「怖くない」。もちろん、言葉が全くない動物は原初的な、すなわち体感的な／感覚的な恐怖（距離を迫ってこられると体感的な不安を感じて逃げる等）と不安しか感じないから、彼らの感じる恐怖と不安は言葉による不安と恐怖ではなく、物理的・体感的な知覚だけの原初的な不安と恐怖だけである。*

言語が発達してくると、人は受けた知覚に「言葉」をかぶせるようになる。例えば、痛覚を知覚したとき、「痛い」と言語で知覚を表現するようになる。あるいは犬の鳴き声が聞こえたとき、その「聴覚知覚」を日本人なら「ワンワン」と聞く（英語圏のネイティブな英語言語使用者ならば「バウワウ」と聞くであろう）。そして、「ワンワン」と鳴いていると聴覚で「聞いて」、犬と判断する。つまり、犬の鳴き声という聴覚認知を「ワンワン（＝犬の鳴き声）」という「言語音声」に置き換え（そのように聴覚として聞き）、犬という言語とその意味に結びつけて（成長するにつれ）聞くようになっていく。つまり、聴覚で知覚した犬の鳴き声という「音」を、「ワンワンと鳴くのが犬」という言語理解を通して、言葉に変換していく。だから、その後は犬の鳴き声を「ワンワン」と（日本人は）聴覚で聞くようになるのである。

聴覚にきた「音」に「ワンワン」という「犬の鳴き声」という意味とそれを表象する言葉をかぶせる形で、今度は言葉としての聴覚を通して、犬の鳴き声をワンワンとして聞いていく。

言語機能が正常に発達した人間だけが、知覚したものを「単なる音」ではなく、言語でもって犬の鳴き声として「聞き分け」、犬の鳴き声として認識するのである。ここまで犬に密接する、ワンワンという「擬音語」を含んだ言語の意味概念を持っていなければ、その知覚は「音」のひとつにしかならない。動物にとっては「音そのもの」は学習であろう。これは、自分にとって危険な動物が発している音だと。

ただし、それは「その都度」に瞬間的に生じるもので、人間のように、その音が不在のときでも言語でその「音」を思い出すことはできない。つまり、記憶というものがクリアに構築できない。動物は言語を持たないからである。おぼろげな「体感的・音感的知覚」にもとづく感覚の痕跡しかない。それもその知覚が生じたときに現れるだけで、言語を駆使して、その知覚を「言語認識」できる人間とはまるで知覚のあり方が違う。

2　トラウマ知覚と言語

トラウマ状況も、それがトラウマ状況であるということを、知覚とともに言語認識しなければトラウマタイズされない「トラウマ」がある。

筆者はトラウマのあり方で、トラウマを2つに分けている。

一つは「体感知覚優先」のトラウマであり、あと一つは「状況理解型トラウマ」である。前者は、動物も人間も「共通」するトラウマで、言葉とその「意味理解」を介さないトラウマ生成である。それは、

＊人が犬に言葉で指示を与える時、犬は人の言葉を理解して、その指示に従っているわけではない。犬に指示する人の「語調」を音感として、犬は聴覚としてそれを知覚し、これを繰り返す過程の中で犬の「学習」が成立する。この「学習成立」の結果、いわゆる「条件反射」が成立して犬は（人の言葉による）指示に従うかのように見えるのである。だからと言って、犬が言葉の意味を理解して指示に従っているわけでは全くない（そもそも、犬には言語の意味理解はない）。

直接「襲われる」ことや直接「威嚇」（うなり声など音声で）されることで生じるもので、結果として身体が傷ついたり、怯えたりする。後者のそれは、その状況を「トラウマ状況」であると、状況を表象する言葉とその意味概念がその人に認識されている必要がある。トラウマ状況ではないが、「恥ずかしい」という感覚はまさに、「状況理解型トラウマ」の概念と同じである。その人が「恥ずかしさ」を感じるためには、その状況が「恥ずかしい状況」であると、その人が言語で理解している必要がある。言語を全く持たない動物や言語が未発達な幼い子であればあるほど、「恥ずかしさ」は生じない。*

我々は、その文化と社会の中で「恥ずかしいということ」がどういう状況であるか、「教えられて」育つ。そして、その「恥ずかしい」という状況を十分に言語理解・認識して初めて、つまり「恥ずかしい」という状況を言語的に十分に理解して初めて、この状況は恥ずかしいのだという感覚が「後発的」に生じてくる。言語で状況理解してから生じる感覚。それが生理的反応まで起こすのである。赤面する、手に汗をかく、「穴があったら入りたい」という「恥ずかしい」時の感覚が、「恥ずかしい」という状況・文脈を言語的に理解し、内在化しなければわき上がってこないのである。

以上は「状況理解型トラウマ」も同様である。

「この状況はトラウマ状況である」ということが理解できていなければ、不安にもならない。その状況を「恐れ」もしない。だから、トラウマに「なることができない」。**

この状況はトラウマ状況であるということが「わかる」ためには、それがトラウマを産み出す「状況」であるということを理解する必要がある。もちろん、この「理解」のためには、「言語」が必要である。

つまり、「言語的な理解」がなければ、人は自分がどんな状況に置かれているか「わからない」。

以上のことをわかりやすくするために、誇張した例を提示する。

ある部屋に、快適なベッドに眠る赤ちゃんと、きちんと適切に赤ちゃんの「生理的欲求」に答えてくれる養育者がいる。ベッドの周りには「惨殺死体」が何体も転がっている。養育者が全くそれに「頓着」せず（もちろん、実際は不可能だが）、適切な赤ちゃん対応をしていれば、赤ちゃんはそんな場でもすやすや快適に眠ることができるだろう（パニック映画でもよく見るシーンである。人々が恐怖と不安におののく中ですやすや眠る赤ちゃんのシーンを。逆に人々の恐怖と不安にセンシティヴに反応して、泣きわめく赤ちゃんのシーンもあるが、それは「状況理解型」ではなく、動物を例に取って述べた「体感

＊だからこそ、幼いころは男女問わず、恥ずかしいという感覚がない。恥ずかしいという感覚を生起・構築する言葉とその意味概念を、幼い子はまだ知らないからである。

＊＊また、この「状況理解型のトラウマ」は、時代「状況」によって、その状況を「トラウマとはしない」心性がメインにあらば、それがトラウマタイズされる「状況」ではなくなる。つまり、時代によって「構成される心」（のあり方）が著しく違うからである。だから、その「状況」を理解しても、時代によっては、人々はそれからトラウマタイズされたりされなかったりする。例えば、ローマ時代のローマ市民の「娯楽」として提供された、コロシアムで行われた「見世物」としての剣闘士同士の殺し合い。あるいは、同じく、キリスト教徒を「ライオンに食わせる」というキリスト教徒への迫害・弾圧行為を上記と同じくローマ市民の娯楽として、現在からみれば凄まじい「残虐行為」を「見世物」として提供していた。現在の人類の大半の「心」では耐えがたい、したがってトラウマタイズされてしまうような状況を、当時のローマ市民たちは、現在の我々がボクシングなど「格闘技」をエンタメとしてみるように「鑑賞していた」のである。トラウマタイズされることなく、「娯楽」として。

知覚型」である)。

以上から、言葉でもって、自分が置かれた状況が理解できる人間だけが、「状況理解型トラウマ」を被ることになる。つまり、言語による「状況理解」がなければ発動しない／できない「トラウマ」があるということである。

言語を持たない動物は「体感知覚型」の、きわめて直接的な状況にしか反応しない。

以上のことは動物をみるとわかりやすい。例をあげる。

アフリカのサバンナなどでライオンに捕食される草食動物の群れでは、仲間がそばでライオンに食われていても自分が安全な場所にいれば、それを遠巻きにして見ているだけになる。* 人間についてより「わかりやすい」例をあげれば、「恥ずかしい」という知覚があげられる。これは「恥ずかしい状況」がどんな状況であるかが言語的にわからなければ、恥ずかしいという知覚が認識として生成されない。結果として、恥ずかしいという状況を言語で認識したときに初めて、それに伴う生理的反応、つまり、顔が赤らむとか「冷や汗」が出てくる。つまり、その「状況」が「恥ずかしい状況」であるということへの「言語的（意味概念）理解」がなければ「恥ずかしさ」は生じない。

例えば、ある人が、他の人から見て、これはとても恥ずかしいという「行為」をしていたとする。しかし、その行為をする当人が、その状況でのその行為が恥ずかしいという言葉の意味概念を理解していなければ／わからなければ、本人にとってそれは少しも「恥ずかしいことではない」。あるいは、その当人にとって、その行為は「恥ずかしい」ことであるという認識が成立しない。つまり、「恥ずかしい」という言語とその意味概念が（精神遅滞などで）「わからない」人にとっては、恥ずかしいという「知覚」も、それにもとづく、顔が赤らむなどの「生理的作用」も出現しないのである。

以上の意味で、自分の受けている「体験」がトラウマ体験であるという「言語理解」とそれに伴う認識がなければ、先述した動物と同様、そばで人が殺されていても自分が殺される状況でないときは、それを見たことによってトラウマタイズされない。その状況が「トラウマ状況」であるということが言語的に「わからない」からである。

その「知覚」を、あるいはその「状態・状況」を表す言葉がなければ、あるのは「体感」だけとなる。言葉がない「動物」は体感知覚そのもので自分を取り巻く世界と状態・状況を「感じる」。ただ、言葉がないので、それを「切り分ける」ことができない。焦点化できない。取り巻く世界から一方的に与えられる「体感知覚」の強弱によって五感を展開していく。

この「知覚のあり方」で思い出すのは、中央本線で時折起こる、鹿と電車の衝突による列車の遅延である。鹿の知覚は（視覚は）絶えず、目の前と世界から一方的に入ってくる「強弱」に左右される。音

＊この状況を言語的に理解できる「現在」の人間なら、同様に人間が食べられている状況で、この仲間が食べられている草食動物のようには「平静」ではいられない。ライオンに人間が「食われている」状況を言語的に意味理解してそれを見ている／目撃している人間にとっては、この目撃状況は十分にトラウマタイズされる状況となるであろう。当然、この仲間が食べられている草食動物のように黙って（淡々と）「見ていること」などできないだろう。状況を言語理解した人間は、その状況に心が「耐えがたい」（だろう）から、その場で無表情に見続けていることなどできず、何らかの行動を起こすであろう。逃げるなり、立ち向かうなり。

の大きさ、動きの大きさ、気配の／雰囲気の変化のほうに聴覚と視覚は支配され、そちらを見る。だから、森から出て線路を横断しようとするときに、横から迫ってくる列車の音の大きさ（接近を示す指標となる）と「目の前に空いている空間」の「兼ね合い」がわからない。横断するために目の前の「空いている空間」を知覚する強度のほうが、つまり視覚情報の強度のほうが、迫ってくる列車の音（聴覚知覚の強度）よりも「強い」のだ*（情報強度として、まさに目の前の「視覚情報」のほうが強度が高いと思われる）。

そもそも、視覚優位に支配された鹿は聴覚が喚起するものを見ようともしない。結果、視覚的に「空いている」空間に突っ込んでいく。そして、衝突が起こる。

前振りが少し長くなったが、以上から、病棟での「シーン」を思い起こしてみると興味深い。病棟世界もまた、人々の言葉の／言語の「やり取り」によって「世界」が生成され続けているのだから。

3　死を表象する「言葉」について

人間にとっては、一番の「不安」を醸成するものであり、おそらく、人間の根源的「不安」が「自分がいずれ死ぬこと」への理解に依るもの／理解を出発点にしているものであることは想像にかたくない。ただし、それが言語理解として／意味概念として十分にわからなければ、「死ぬこと」についての不安や恐怖は生じてこない。つまり、我々が「死ぬこと」へ恐怖や不安を感じることができるのは、「死ぬ」

という言語とそれが表象する多岐にわたる「死」への意味概念と展開を言語的に理解しているからである。その理解を体験的に深めていくのが、その言語的意味を知ったのちに体験する「他者の死」である。

死という「現象」への、言語的な意味理解とこの「他者の死」体験という体験的理解双方が、子どもの言語発達に伴って／「死」という現象への言語とその意味概念の理解双方が両輪となって、この「死という現象」は、不安と恐怖を伴うものであるということが、意味的・体験的に学習される。それが理

＊五感において、人間を含めた動物の知覚は、その生存のための行動にフル活用される。

その「五感」知覚において、「外界」の情報量を圧倒的に知覚し、それに伴っての「行動」を強く促すのは「視覚」であろう。そして人間だけが、「言葉でもって」それぞれの知覚を制御し、知覚間の「兼ね合い／バランス」を、時に応じて（五感知覚の）どれを優位にするか、あるいはどの知覚同士を組み合わせれば、より適切な「行動」ができるかが「わかる」。

言語が未発達な（歩き始めたばかりの）幼い子の行動は、基本的に「中央本線」の列車に衝突する鹿と同様に「知覚強度」に左右される。つまり、視覚情報の「強度」が他の（聴覚などの）知覚情報の強度よりも圧倒的に高いので、目の前の空間が空いていればそこに向かおうとする。大概、危ないと言って、母親がその（視覚情報を優先しただけの）行動を止める。左右をよく見なさいと視覚情報を言葉でもって拡大する「しつけ」をほどこす。これには（例えば）「自動車の音」などの「（自動車の接近に伴う）エンジン音」などの聴覚知覚と兼ね合わせて、つまり、知覚情報の強度が一番強い視覚情報をベースにしつつも、それに兼ね合わせて聴覚情報も利用して、高度に「知覚化」することに向けての（より「生き残る」ための子どもへの知覚の「使い方」に関わる）「しつけ」が言語でもって母親から行われる。例えば、「左右をよく見て渡りなさい」と言われて、左右という言語を理解したのち、視覚情報を「目の前」だけでなく左右に「拡げる」ことが人間にはできる。それは言語を知覚に「被せる」高度の「知覚複合」である。

解できる年齢の子どもに、「死」への不安と恐怖が芽生えるのである。

まず、言葉（とその意味）への「理解」があって、そののち、死という言葉は不安と恐怖の「現象」を表象する言葉であるという理解があって初めて、死への不安と恐怖が、ある年齢に至った子どもの心に生まれ出るのである。以上のことは先述した「恥ずかしい」という体感知覚の成立や「これはトラウマ状況」であるという言葉による理解があって初めて、トラウマ状況の体験が、「きちんと」トラウマタイズされるということに連なっていく。

以上をふまえて、病棟社会をみてみる。

病棟社会は、それ自体、一つのコミュニティである。そこに図らずも／仕事として集う人々が言葉の「やり取り」を通して、日々、「安定」した「秩序」だった病棟「社会」を産出し続けていく。これは、ナラティヴ・コミュニティの姿そのものであり、「病棟」という、最終的には「治療」に向けて全てが「収斂」していく社会に集う人々のナラティヴでもって生成され続けるコミュニティである。つまり、言語の「やりとり」でもって、社会的関係とそれに伴う言語発動が、この病棟社会の秩序だった「維持」と「生成」を不断に構成し続けていく。そして、その社会の生成において言語は／発話は、この病棟社会を社会として秩序だって機能させ、支える根幹となる。

「僕の中学の先輩、がんで死んだんだよ」。大部屋での患児の唐突な一言である。病棟社会の秩序を根底で支えてきた、強力なタブーを破る、ある意味「強烈」な一言である。もちろん、患児のこの発話は他の子どももたまたまそこにいたナースに徹底的に「黙殺」されることになる。

これで、この患児はその強力なタブーを、このような形で強烈に学ぶことになると記述したが、先述したナラティヴな視座からはどのように捉えることができるだろうか？

人間だけがなしえる「社会的知覚」というものがあるが（環境によって知覚の強度が変わるということ。例：貧困者は貨幣の知覚を金持ちに比して「過大に知覚」する）、この状況の場合、「関係的知覚」とも言える認識が働く。

このタブーに触れてしまった彼は、入院「間もない」とはいえ、このタブーを彼が発するまでは、「闘病仲間」としてやってきたという「関係知覚 - 関係認識」が強烈にあったであろう。なので、それにもとづいて、彼は、彼のもっとも「聞きたい問い」に大部屋の他の患児が応答してくれるものと思っていたであろう。それが「決定的」に得られない。応答がいっさいなく黙殺されるのである。

これは彼の「関係認識」を強烈に脅かすだろう。この病棟世界の「関係構成」においては、「死についての問い」は「絶対」に声にしては/問いかけてはならないものとして彼の関係への認識に強烈に作用し植え付けられる。これを言語化して聞き続けると彼と病棟社会との関係構成が破壊されてしまう＝自分と彼らとの関係維持のベースであった秩序が自分の「問いかけ」で破壊され、関係秩序が維持できなくなってしまう。そういう恐怖が、彼の「関係知覚」に強く植え付けられる。死にまつわる「問いかけ」が、関係秩序を強く脅かすものとして彼に強烈に定置されることになる。この「死について言及すること」のタブーは、彼の「関係知覚」の強度を高める。すなわち、「死についてのタブー」を彼は（常に）

「過大に知覚する」し、それがタブーであることに（ある意味）しっかりと「過敏」になり、タブーとして定置させていく。こうして、彼は病棟社会というナラティヴ・コミュニティを、秩序だって社会的に構成する一員としてその中に「収まっていく」。

言語が社会を生成するというスタンスは、ナラティヴ・アプローチ、ひいては、このアプローチを支える「哲学」としての「社会構成主義」の根幹スタンスである。つまり、言語が／言葉が社会や関係を絶えず、産み出し更新し、その社会や関係を生成し続けるということである。これは社会との関係だけではなく、身体にも多大な影響を与える。これについては、知覚と言葉ということで、この章でさまざまな例をあげながら、述べてきた。以上をふまえ、最後に、言葉が／その言葉の意味概念が、その言葉が生起する社会的文脈に大きく「依存」しつつも、同時にそれが人々の身体、ひいては「生死」にさえ、強く影響を与える例を述べる。

まず、マクロな視点で述べれば、文化人類学における「ブードゥー死」の概念がある。簡単に言うと、与えられた「呪術的な言葉」が強力に作用して死んでしまうということである。どういうことか？

アフリカのある部族の村には呪術師がいて、その村では生まれた子どもをその呪術師に見せる。なぜなら、呪術師がその子どもの身体のどこに、子どもを護る「妖精」がいるか見抜いて、それを親に知らせ、子どもが言葉を理解するようになると呪術師から教えられた「妖精の居場所」をその子どもに伝えるためである。どうしてかというと、妖精のいる場所は、その子どもの身体の中のきわめて大事な「聖地」であり、子どもとその家族以外、決して触れては行けない場所なのである。他者に触れられると妖精が死んでしまい、たちどころに「子どもを護れなくなって」、その子どもも死んでしまうとされるからである。

以上のことを子どもが言葉を覚え始めたころから、家族は子どもに繰り返し（例えば呪術師に言われた、妖精のいる身体箇所が「左肩」なら）「左肩を自分と家族以外には絶対触れさせてはならない。他者が触れるとたちどころに妖精もお前も死んでしまう」のだからということを、その子が生きていくための「最も大事なこと」として繰り返し繰り返し伝えていく。実際、他者が妖精のいる身体箇所に触れてしまう「事故」についても言及され、妖精のいる場所に他者が触れると死んでしまうということが子どもに強くインプットされ続ける。その結果、実際にその村では数年に一度のペースで、他者が誤ってその身体箇所に触れてしまい、触れられた人が「ショック死」する事故が起こる。これは、きわめて強烈な、言葉による「思い込み」が人を死に至らしめる例である。

なにもアフリカの呪術的社会だけではない。次に述べる例は米国の循環器内科の泰斗、バーナード・ラウンの「体験」を岸本寛史がその著書(30)で、「物語の力（＝ナラティヴな力）」ということを論考するために提示している部分である。

「言葉の恐ろしい威力を初めて体験した」というラウンの体験の概要を（岸本の文章を引用・抜粋しながら）以下から紹介する。

「二〇世紀のもっとも偉大な心臓学者」レヴァインの元でのラウンの研修医時代。そのレヴァインのもとに、四〇代初めの女性患者S夫人が来院。彼女は三〇年以上、クリニックに通っている患者だった。子どものころ、急性リウマチ熱の後遺症で三尖弁狭窄症になり、レヴァインに診てもらっていた。

取り立てて、「急を要する」重病の患者ではなく、司書の仕事もこなしていた。そのような中、大勢の医師が見守る中でレヴァインの診察が行われた。診察は通り一遍で、それでも大勢の医師たちがレヴァインの「珠玉の言葉」を拝聴しようとひしめいていたので、レヴァインはかなりの大声で「これはTS（三尖弁狭窄症の略称）の症例」だと述べた（中略）。これを聞いたS夫人は不安になり、動揺した様子だった。大勢の医師たちも帰り、ラウンだけになったとき、S夫人は「これで終わりね」とつぶやいた。ラウンが何がそれほど心配なのかと尋ねるとS夫人は「TSとはターミナルステージのことでしょう」と述べた。ラウンは「三尖弁狭窄症の略称」だと説明するも、このS夫人は全く耳を貸さないようであった。

S夫人はそのまま急速に悪化し、本来の三尖弁狭窄症では診られない「症状（＝肺水腫による呼吸困難）」をきたして（実際のレントゲン写真でもそのような所見がでて）亡くなったという。

この患者は「自分はターミナルだ」というストーリーを信じ込み、そのうち、息も苦しくなり、身体症状が悪化して亡くなったのであった。岸本は記述する。

「この経験は、言葉が病気そのものに深い影響をおよぼすことをラウンに教えた」と。

本章で述べてきた「言葉と知覚」の深い結びつき、また、「知覚と言葉と感情の生成」、そして「ブードゥー死」やラウンの例に見る「言葉への深い思い込み」が身体に強烈に、生き死にまで作用する例。そのどれもが言葉の、人間におよぼす強烈な力を示していると言えよう。

では、次節から、これまで述べてきた「言葉の力」とも言うべきものを「小児がん病棟」というフィールドを通して見てみよう。

4 終末期の子どもと「与えられない言葉としての死」

先述したように、小児がん病棟では、子どもが終末期になっても、その子どもに「終末期だから」という形で「特別」に与えられる言葉というものはない。例えば、もう余命いくばくもないからと、そのために余命告知と、そのいくばくもない「期間」をどのように生きるかに関する言葉は、いっさい子どもに与えられない。これまでの治療が繰り返されるということに関する言葉と「命に関わる言葉が皆無」の状況で、終末期の病棟生活を送ることになる。

この本では、行くことは決してかなわない高校のために、受験勉強をする女児の例をシーン18に提示した。また、同じく再発して終末期になったにも関わらず、その状況に即した言葉が与えられないために、決して来ない将来の夢（=獣医になりたい）を語る男児の例もシーン17として提示した。

前者は、（担当の）ナースの行動・言動の「変化（=優しくなった。病室の「規則」を守らなくとも注意されない等）」に気づいて、それを「不思議」に思うものの、自分が終末期にあるという言葉が「いっさい」与えられていないので、その「不思議さ」を解明できる、「手がかり」としての言葉がない。だから、「受験生だからナースから気を使ってもらってる」という母親の「説明」に納得するしかない。

この彼女が持った「不思議さ」の中には、一抹の不安が入っているだろうと思われる。一抹の「死」への不安である。それは、この病棟で最もタブーな「言葉」なので、「言語化」されることはいっさいない。だから、ふと不安な気持ちとして（言語化されずに）「よぎる」だけのものであろう。そして、それは圧倒的な「彼女が治るふり」で強固に構成された社会的文脈に飛び交う「治る言葉／未来への言葉」で埋め尽くされ、かき消されていく。こうして、彼女は（おそらく）身体症状が死の直前に（まさに文字通り）「死ぬほど悪化」するまでは、死への不安とか恐怖が生起しがたい状況に置かれ続けるのである。

後者の場合も同様である。倉島君は「自分の死」についての言葉は（三田さん同様）いっさい与えられていない。また、倉島君の場合は、三田さんと違ってナースなど周囲の大人の「態度変化」がない。ただただ、臨死期における（文字通り「死ぬほど」の）「身体的苦痛」の最大増悪により、死の直前になって「もしかしたら自分は死ぬかもしれない」という思いは抱いた可能性はある。しかし、それが「言葉」となって発せられることはなかった。もともと、強固に「子どもの死」にまつわる言葉は、この病棟社会には存在しない。そのために子どもは「自分の死」を認識できないまま、置かれ続けるのである。

以上は先述したラウンの例とはベクトルが「真逆」の例ではあるが（子どもは決して「死なない」）、

同様に言葉がないこと（与えられていないこと）で、「言葉の力」を指し示す例と言える。

以上の例は、まさしく「知らぬが仏」ということわざにつながる例であろう。このことわざは、病棟社会における、「子どもと死」に関わる状況を、的確に表象していると思える。

三田さんの件で吉岡先生が悩んだように（シーン19）、「（自分の死は）知らぬが仏」状態のままにしておいたほうがいいのか（＝言葉として、子どもには「死」を与えない）、残りの余命の日々（＝言葉として子どもにやがてくる「死」を与える）を子どもに知らせて、自分のしたいこと・会いたい人に会う日々にしたほうがいいのか、とりわけ、三田さんなど、思春期以上の子どもへの余命告知の問題をベースにした「余命の日々（＝終末期）」の対応の難しさを、改めて痛感させられる。

第10章　心理的支援への視座

――小児がんの病棟社会の「状況・位相」から心理的支援とグリーフワークのありようを考える――

1　はじめに

筆者の現在の専門のメインは、ナラティヴなアプローチ実践とその研究を中心とする臨床心理学である。以上をメインの専門にしながら、臨床が生起する「場」（病院や臨床対象となる当事者が集まる場）と、そこで織りなされる人々の対話や関係にも関心がある。これらの筆者の「関心」は、多分に（主として）社会学や人類学のアプローチや知識も含みこむ「領域」である。この「領域」の知を有機的につなぐものとしてナラティヴなアプローチがある。９章は、このナラティヴなアプローチの視座から、フィールドワークを再考したものである。

この10章においては、そこからさらに進んで、ナラティヴなアプローチにおける臨床の立場からの心理的支援への視座とグリーフワークについて述べていく。

このフィールドワークをした当時は臨床心理学に加えて、医療人類学／臨床民族誌の研究実践としてインタビューやフィールドワークを行っていた。この小児がん病棟へは、医療人類学的なフィールドワークをするためにはいった。その意味で、この本の第8章までに記述されてきたことは、「徹頭徹尾」医療人類学的な「フィールドワーク」の記述・記録である。

2　支援者として「引き出してはいけない語り」がある

小児がん病棟における心理支援者として主眼におくべきは、患児よりも患児を「包み込む」人々へのコンサルテーションを通しての「心理的支援」である。

患児は、自らの（身体への）侵襲的「治療」に手いっぱいである。そこに「リエゾン」として直接臨床心理士や精神科医が患児の心へ介入するのは、ますます患児の負担を重くする。それは、目の前の餓死しかかっている子どもに「心理的支援」を施そうとするのと同じである。当事者にまず必要なのは身体的な「安全」、すなわち、身体的な治療であり、「パン」である。

ここで思い出すのは東日本大震災の際に行われた、臨床心理士による「支援」の（ある意味）「失敗」である。「救急対応」の意もあり、震災直後の避難所に臨床心理士が「心の支援」ということで送り込まれた。しかし、避難所によっては「臨床心理士・お断り」の張り紙が出た。

避難所に避難した人々の中には（当然ながら）家や家族や「思い出（の品）」を震災や津波で失った人々がいた。つまり、その人の「生きる」こと全体に結びつく時間と関係のアイデンティティとコアが喪失したまま、避難所に避難してきた人が多数いたわけである。生きていく上での根幹、食住が強烈に脅かされ、それらの喪失の憂き目に遭った人も（もちろん）多数存在した。

これらの「喪失体験」は、本来なら「心理的支援」の対象になるはずのものである。それらを「語れる」場と状況があらば。

結論を述べれば避難所という「場」は、それらを語れる場にはなれない／ならない。

その理由の一つは、そこの「場」は「避難の場所」であり、緊急的・一時的に自分のこれまでの日常生活の立て直しに向かって食と住を不断に確保しつつ、同じく避難した人々と場の共有からくる関係維持とそこでのコミュニティ活動とも言うべきものをほぼ「強制的」に作って行かざるえない。当然ながら、「個人的な気持ち／個人的な思い」などは二の次、三の次にせざるえない。まずは「そんなこと」より、日々、身体的な調整をベースとしながらそこに集う人々との協働で生き延びねばならないのである。

小児がん病棟と同じである。人々は、その「場」の構成目的と文脈に合うように／沿うように「自粛」と「協働」をして行かざるえない。つまり、「場」が秩序だって維持されてゆくために、その場が構築された「構成目的」と「文脈」に沿うことを、その場に集わざるえない人々はある意味「場」から強要・強制されるのである。結果、小児がん病棟同様、なによりも「場」への適応が最優先となる。

「場」が強く秩序だって「運営」される必要があるため、場の（メインの）構成目的と文脈以外のものは、とりわけ、その場において個々人の違いが見えてくる「語り」は、場の協働的・同調的秩序を「乱すもの」として強く、その場から拒絶される。すなわち、避難所において、個々人の／各家族の「気持ち」に関わる臨床心理士が、その場の秩序を破壊するかもしれない「語り」を、避難した個々人や家族から引き出すかもしれないという「可能性」への脅威に対する拒否が、避難所における「社会的構成」に強く働いた結果、「臨床心理士・お断り」につながったのである。

以上の意味で、臨床心理士が避難所に入って、心理的支援として、個々人の「思い」を聞くことは、場の秩序を潜在的、心理的に乱すものとして見なされ、拒絶されたのである。このことは、「がんで死んだ先輩の話」を突然語り出した小児がん病棟でのエピソードを思い起こさせる。避難所同様、そこの「社会的構成」のメインの目的およびそれが滞りなく機能するような秩序の型が構成され、それにもとづく「語り」と行動が強要されていく。個々人の、この目的に沿わない「語り」や行動は、メインの目的を遂行するための秩序を乱すものならば、この病棟社会を支える患児や医療従事者、親、つまり、病棟社会に関わる全ての人に峻拒されるのである。

3　小児がん病棟における心理的支援

①常勤・常在の心理師（士）の必要性

マンパワーの問題がまずある。スクールカウンセラーもそうだが、関係当事者は皆、公認心理師・臨床心理士は「常勤」であったほうがいいと思っている。週に一度来て、「点」でしか関われないスクールカウンセラーが、学校社会で臨床的「効果」を上げるためには、日々子どもたちと「面」で関わる教師との協働抜きでは考えられない。その臨床的・治療的強度をさらに増していくためには、（もちろん教師との協働へのさらなる強化にもつながるが）、心理師（士）自身も「面」で関わる必要がある。

筆者がフィールドワークを行った小児に特化した総合病院でも同様である。精神的な問題でアドバイスや心理テストが必要な場合、児童精神科から精神科医や心理師（士）がその都度「呼ばれる」のである。つまり、血液・腫瘍病棟の「日常（の語り）」を日々ともにする心理師（士）はいないのである。これでは、現行のスクールカウンセラーと同様、小児がん病棟の子どもたちに「点」でしか関われないことになる。

ナースへのインタビューでも、「呼ばれてきて」点でしか関われない心理は、基本的に「なにをしてるかわからない人」であり、小児がん病棟における「心理支援」にはあまり役立っているとは感じられないと言われていた。

さて、本書で見てきたように、小児がん病棟における「日常生活」での膨大な「語り」の中に埋もれつつも、「心理的支援要請」は確実に医療者側にも親側にもある。そして、（もちろん）子ども側にも。それを「すくい取る」ためには、やはり病棟世界へ「面」で接する必要がある。その意味で、心理師（士）が小児がん病棟に「常勤」で入る必要がある。「サイコオンコロジー（精神腫瘍学）」は子どものがんにも（当然）必要である。それを担う役割として、小児がん病棟（＝血液・腫瘍科）に「面」で関わる、すなわち常勤・常在者として、公認心理師・臨床心理士を導入する必要*があると強く思う。

②母親への「関わり」

（1）「患児の母親」という「母親」の誕生／「患児の母親」という「患者」の誕生

私は、この小児がん病棟でのフィールドワークの後、同病棟へ心理支援的「後介入」として、ナラティヴなグループワークでの「がんの子どもの母親支援」を行った。[31]

母親は子どもが患児に「移行」した途端、自らもまた「患児代理」として、機能せざるをえなくなる。すなわち、子どもである患児に代わって、治療に関わるさまざまなことを決定し、病棟での我が子と母親自身の、（その病棟社会を秩序だって維持・構成し続けることに通底する文化と「秩序」に沿いながらの）生活を構築していかねばならない。

母親もまた患児同様、この病棟社会での患児の母親としての「振る舞い」を（子どもほど強烈でないにせよ／子どもから「患児」役割への大転換ほどの落差はないにせよ）学びつつ（そこに向けて社会化しつつ／されつつ）、子どもとともに闘病に入る。ここに新たな「母親役割」がこれまでの母親役割に加わる。すなわち、「患児の母親」という、新たな「母親役割」が。そして子どもは「患児」という、子ど

＊いわゆる「オーソドックス」なカウンセリング（のみ）を志向する心理師（士）では任に耐えない。病棟コミュニティ全体を見る「コミュニティ的視座」を持っていること、また、多職種との「協働」が必須のため、グループの運営とマネジメントができること（→医療従事者とのミーティング――とりわけ、心理的支援についてのミーティングの運営は、主導するのが心理師（士）になるので、そのグループを運営する能力が必須となる。グループを促進する能力、つまり、ファシリテーターの能力）が必須である。

もにとってきわめて負荷の強い役割を背負うことになる。

この患児という役割は「患児の母親」という新たに析出した母親役割にも強い負荷を加える。すなわち、子どもという「患者」、つまり「患児」という「患者役割」を母親は相当の部分患児に代わって引き受けなくてはならなくなる。患児の代わりに治療に関わる説明を受け、治療についての決断をし、病名をどのくらい患児に伝えるかということも決断せねばならない。治療こそ「施されない」が、母親は患児の「共生患者」となって日帰りで「入院」し続ける、いわば「社会的患者」となる。

（2）「患児の母親」への心理 - 社会的支援

それでは、これまで記述してきた、「健康な子どもの母親」から「がんを患う子どもの母親」、すなわち「患児の母親」への変貌を余儀なくされた母親らへの心理的支援は具体的にどのように展開・構想していけばいいのだろうか？

患児の母親に「なった」母親らへの心理的支援は、「病棟社会での生活と（他患との／他患の母親との／医療者との）関係」がより楽にスムーズにいくために、患児の母親の病棟生活 - 関係の「障壁」となっているものは具体的に何かを母親自ら語ってもらうことが必須となる。つまり、その「障壁」を「言語化」してもらうということである。それを通して、母親と強い関わりをもつ／母親と患児の「病棟生活」に（医師よりはるかな）強い影響を持つ「ナース」に、患児とともの「病棟生活」の展開に母親が障壁と感じているものを（母親のそれに対する気持ちとともに）伝えるようにする。

この（母親支援のための）グループワークは、月一で一年間行われた。グループワークで提出され、話し合われたテーマは以下の通りである。なお、第五回以降は看護のカンファレンスにおいて出されてきたテーマである。当初は母親に話し合いたい「テーマ」を募ったが、だんだん母親がテーマを見出しづらくなったこと、母親自身が（「テーマ」を考える）「余裕」を持てない状況が見えてきたので、五回目以降からは、ナースのカンファレンスにおいて看護側が母親同士で話し合ってほしいこととして提出してきたテーマを話し合うこととなった。

第一回：新旧の病棟規則・ルールの違いと戸惑いについて
第二回：入院児とそのきょうだいへの関わり方
第三回：持ち込み食について
第四回：消灯時間について
第五回：父、祖父母など他の家族の協力を得ることについて
第六回：外泊時において「大変なこと」
第七回：病棟「保育」について
第八回：面会時間の過ごし方
第九回：スタッフの異動による病棟内の変化について
第十回：入院生活のおける子どものしつけについて
第十一回：保育士が「常駐」するようになって変わったこと

第十二回：ナースについて（日ごろ）感じていること、思うこと

上記を見てわかるように、「心理的濃度」の濃いテーマは母親からも看護スタッフからもほとんどない。あるのは、双方とも子どもが「生きる」病棟社会を、患児とともにより秩序だってスムーズに（その社会を）展開していくためには「どうすれば良いか」というコミュニティベースのテーマである。決して、母子関係や病棟での「人間関係」というような「関係」ベースの心理的なものを基軸としたものではないということである。

臨床心理士（の私）が、ここで提供・発揮できる「専門性」は、グループワーク（の技法）であり、その話し合いの技法であるリフレクティングを応用してのグループワークである。解釈や指示ではなく、また、セラピストとしてでもなく、このグループのファシリテーターとして、リフレクティングでの対話実践を通して、外在的に、テーマについての、母親側の／ナース側の（すなわち病棟社会側の）「様相」を「（双方の）対話の外在化」を通して双方に提示することである。*

小児がん病棟社会においては、臨床心理士・公認心理師（以下、当時は公認心理師制度はなかったので臨床心理士とする）が行う、いわゆる「カウンセリング／心理療法」そのものはニーズがほぼないと言える（しかし例えば、発達障害で小児がんというように、精神的・心理的「障害」を伴った患児の場合は、その精神的・心理的な「障害」部分での、臨床心理士としての病棟スタッフへのコンサルテーシ

＊リフレクティングとは、家族療法由来の「話し合いの技法」である。ノルウェーの家族療法家で精神科医のトム・アンデルセンによって技法化された。

その「やり方」は、いわば話し合ったこと＝対話の「外在化」であり、自分たちが話し合ったことを、自分たちの目の前で「話し合う」別のグループの話し合いを完全な聞き手となって（聞き手の間は）、一切、話し合いに介入せず、聞きながら湧いて出てくる「内的会話」を存分にしながら、自分たちが話したことについて話し合っている別のグループの話を静かに聞くというスタイルを取る。

聞き手にとっては、自分が話したことについて話し合われている「声」（≠コメント、意見、疑問等）」と内的会話をしながら、その中で最も「フィット」する「声」を自分の話の中に加えていき、自分の話（＝物語）を分厚く（いわば）「編集」して整えていくのである。この「編集作業」を通して、自分の「物語」がさらに分厚く広くかつ整っていく。以上の結果、問題はすぐには解決しないものの、問題に対する「（言葉の）整い」が厚くなり、自分にとっての「問題の目鼻立ちが整う」（リフレクティング型のカウンセリングを経験したクライエント談）。その結果、言葉の整いを通して、感情や気持ちが、すなわち、心が整っていく。

以上のやり方をベースに私は小児がん病棟で母親支援のためのグループワークを以下のように行った（その詳細はこの本の文献の項に提示した、「がんの子どもの母親支援」に譲る）。

①ウォーミングアップ：ここ一週間くらいを振り返って「良かったと思えること／ほっとしたこと」等、いわゆる解決志向的な物語を母親らに話してもらう。

②提出されたテーマ（母親やナースが患児が病棟生活をするにあたって考え合う／話し合う必要があると感じたテーマ）についてリフレクティング方式で話し合う。

③まず、ファシリテーターの私が集まった母親たちとそのテーマについて話し合う。できるだけ、それぞれの母親の話が「多声化」するように司会・進行する。

④③を聴いてということで、今度は、それを聴いていたナースと私が対話する。母親たちは自分たちが話し合ったことについてナースと私が対話するのを静かに聴いている。

⑤④を聴いてということで、最後の私と母親たちのグループで話し合う。

ヨンは必要となるかもしれない)。

前述した(東日本大震災時の)「避難所」における「臨床心理士お断り」の張り紙を思い出してほしい。「避難所」において「最優先」で為されることは(当然)「心の問題を語る事」ではなく、「日々の生活」であり、「行方不明の家族を探すこと」である。それが「落ち着いた」後/他者に向かって「語れる」余裕が生じた後、心は発動して「語り出す」。避難所にいる被災者は、日常生活と家族の双方を失うという、文字通り言語を絶する(凄まじい)トラウマのサバイバーである。「言語を絶している」以上、彼らは(その時点では)語る言葉を持たない/持てない。その意味で「語り」を求めて避難所にやってくる臨床心理士には「用がない」のであろう。

小児がんの病棟社会も同様である。母親も(子どもも)まずはその「病棟社会」が持っている規範に馴染むことが最優先される。そこから見ても、「母親支援」のためのグループワークのテーマがまさに上述した、病棟社会の規範に馴染むことに沿ったものであることがわかる。

以上から母親への(心理支援的)「アプローチ」の主眼は、母親がこれまで背負ってきた「日常社会」から「病棟社会」への移行をできるだけスムーズに行くよう援助することが、小児がん病棟における臨床心理士の「母親支援」の第一歩となる。そのためのグループワークとして、病棟社会と(それを背負うナース側と)母親を深く広く「リンク」させるものとして、リフレクティングをベースとしたナラティヴなグループアプローチは非常に効果を発揮するものと思われる。

では、グループアプローチ以外の、母親との「個人面接」はどうであろうか？　それを例えば「病棟付きの臨床心理士」が行うことはほとんど「不可能」に近い。まず、母親からのそのような「ニーズ」がない。母親にとっては、子どもの治療に必要な主治医との話し合い、また、子どもの病棟生活におけるナースとの話し合い以外の「時間」は、子どもと「過ごす時間」として、一分でも削れない時間だからである。子どもは子どもで（子どもが低学年であればあるほど）、自分の母親が来ると（先述したように）たとえ、それまで甘えていた自分の担当のナースであっても、「あっち行って」と母親を迎え入れるために追い出す。思春期以上の子どもは、母親が来る前に「甘える」ために担当ナースが傍らにいることはない。だから、母親が来るとすんなり面会時間になる。もちろん、思春期以上の子どもにとっても母親との面会はきわめて「貴重な時間」なので、周囲もしっかり配慮して、可能な限り「邪魔」しないようにする。

したがって、母親からは、個人的に臨床心理士からカウンセリングを受けるというニーズは日常的にはほぼ発生しない。子どもの生活態度についての相談など、病棟生活を秩序立って円滑にしていくための「生活相談」はナースにする。

ただ、例外的に「母子関係」が何らかの理由で不安定になる、あるいは他の母親と関係が悪くなる（しかし、私のフィールドワーク先では、知る限り、そのような「不安定」や「関係悪化」が現出したことはなかった）というような事由であらば、臨床心理士との個別面接が設定される可能性がある。そのような場合は、リエゾンで（フィールドワーク先の小児総合病院の場合）児童精神科医やそこの臨床心理士に応援を依頼することになる。

③患児への「関わり」

フィールドワーク先では、「不安定」な患児の心の状態を知るために、非常にまれではあるが、児童精神科の心理士への心理テストの依頼がある。

私のフィールドワーク期間中においては、「性格」が（気）難しいとされる中学生女児が臨床心理士や精神科医の面接を不定期に受けているということをナースから聞いたこともある。しかし、子どもの生活とその（看護的）ケアを全面的に請け負うナースへのインタビューでは、「病棟付き常在の心理士」の必要を感じられないという意見が大半であった。それまで病棟付き臨床心理士がいたことはなく、また、児童精神科とのリエゾンも「頻繁」には行われない。きわめて「まれ」にしか行われない。その結果、看護スタッフからは「心理は何をしてるかわからない人」というイメージが定着してしまっていた。

母親と「共生入院」している幼い子どもは、母親同様、「自分の病気についての／入院についての」思いを語ることはない。病棟社会と生活の「暗黙規範」に連なる文脈を「関係的・コミュニケーション的」に（時には強制的に）学び、身につけ患児として社会化されていく。そして、治療を最優先させる事以外、「闘病」に一生懸命なので、彼らにカウンセリング的な話が発動する「間」はない。まさしく「身体」が最優先され、身体が、心が発動できるまでに「健常」にならない限り、彼らのカウンセリングに向けた「語り」は析出してこない。だから、（当然）子どもらに「カウンセリング」に向けてのニーズは

（自発的には）存在しない。

以上のような「状況」にある子どもたちには、それではどのような「（心理的）支援」が可能であろうか？　もちろん、濃度の濃い「直接的」なカウンセリングは無論ニーズもないので不可能である。

私は医療人類学のフィールドワーカーとして、この病棟に入ったのだが、それでも臨床心理学も専門にしている者として、心理的支援に（構造化はされていないものの）連なる「状態」を感じることが時折、訪れた。面接による心理的支援というよりも病棟社会においての子どもの不安が「遊び」の形で現出してくるという形である。これは先述したように自分にされた／される侵襲的処置を「治療ごっこ」で「遊び」の形にして、それへの不安や恐怖に遊びを通して馴染み、「適応」していく／不安や恐怖に慣れ、それらの濃度を軽減するように訓練していく。それは、病棟社会ならではの「遊び」を通して、子どもにとっては侵襲的・トラウマ的体験に馴化していくための、子どもの心の発動だと思える。

以上の意味で「治療ごっこ」は、ある種のプレイセラピーの様相を帯びる。しかし、低学年の子どもはもちろんのこと、思春期以降の子どもたちも言語（対話）によるカウンセリング的な関わりはニーズもないので、そのような形での心理支援は「やりようがない」。

小児がん病棟社会では、なによりも「身体的治療」が最優先される社会であり、それにむけて、「あらゆる」社会的文脈が動員される。そこにいわゆる「カウンセリング」が入る余地はほとんどない。

4　リメンバリング

小児がん支援への「ポスト・サイコロジカルサポート」に向けて——子どもと死別した親への支援とグリーフワーク、そして、退院した子どもへの支援

補遺の最後として、退院後の子どもと家族への心理的支援について述べたいと思う。この「退院」には子どもが亡くなっての「死亡退院」も含む。つまり、子どもと死別した親へのグリーフカウンセリング=心理的サポートにも言及する。

リメンバリング[32]とは、マイケル・ホワイトらのナラティヴ・セラピーの実践の中で「発案」された技法の一つである。このリメンバリングという技法名は、ダブルミーニングである。ひとつは、「思い出す／忘れない」という意味を込めて、あとひとつは「再び」人生のメンバーにするという意味を込めている。この二つの意味をこの技法名に持たせている。

この二つの意味を込めて、ナラティヴ・セラピーにおける「リメンバリング」というグリーフ支援の技法が展開していく。すなわち、「亡くなった者」を、遺された者が常に／折に触れ、思い出すこと。それを通して、再び、「亡くなった者」を、その亡くなった者が属していた家族に、すなわち、生きている者たちの人生の中に招き入れる（再びメンバーとする）こと。この二つの志向を持たせて、グリーフワーク実践が行われる。

具体的な支援法としては、（あの世に逝ってしまった人も含めて）今「不在の人」を再び自分の「関

係者」に見立ててもらい、その人ならば今の（支援対象である）自分の状態を見てなんと言うか、その「不在の人」の眼を通して、自分の状態を外在化しながら「内省」する方法である。

このリメンバリングという、ある種の「外在化技法」は、いわゆる臨床心理学におけるオーソドックスなカウンセリングにも、本書で対象とした「小児がん」に関連する「心理的支援」にも、（上記で述べたリメンバリングのアプローチ法である）「不在の人」を適用できる。

前者のカウンセリングについては、クライエントの「話」に出てきた、目の前にはいない「登場人物」をリメンバリングする。

「今、お話に出てきた○○さんは、今のあなたのお話を聞いていたとしたら、なんと言うと思いますか？」と問う。すると、クライエントは、○○さんの視点でもってクライエント自身の話を外在化して、自分の話を「編集・改訂」していく／見直す。とりわけ、自分のストレスや不満の話を、鬱憤を晴らすかのようにして、内省なく、全て他人のせいにして、すなわち他罰的に話すクライエントに対し、この「リメンバリング」的外在化介入はきわめてよく「効く」。話に出してきた「登場人物」の視座から自分の話を見つめ直す作業、いわば他者の視点を通しての内省が進展していく。

それでは、本書に描かれた世界においては、このリメンバリングはどう活用できるのであろうか？

子どもを白血病で失った両親は、その後、離婚に至ることも多いという話をナースから聞いたことがある。互いの、親としての「子どもの死の責任」を問い合う流れの中で、互いを／一方を責めるようになり、その結果、離婚に至るというのである。

これは由々しき「問題」であり、子どもとの「死別」に加えて、その親の「生別」が加わり、その多重に重ねられる「別れ」の「加重グリーフ」は凄まじいものとなることが容易に推察できる。

子どもの死によって「治療」が終われば、完全に病院との「つながり」が切れる。その後は、「子どもが不在」である状態が続くことになる。そして、家庭によっては「煮詰まった形」でこの「不在」に向き合うことになる。時が経つにつれ、不在の「濃度」が増し、亡くなった子どもへの「愛しさ／恋しさ」が増す。そこでさまざまな「後悔」が生起し始める。あの時、もっと早く気づいていれば。あるいは、なぜあの時、母である／父であるお前は気づくことができなかったのかと。その「責め」の濃度の濃さに耐えられず（耐えられるはずがない）、「相手」にそれを向けてしまう。気づけないあなたが悪い／気づけなかった自分が悪い。父である／母である資格などない。互いの「子どもを死なせてしまった」という罪悪感が最悪の形で顔を出し始める。自責と他責の両方向で。そして、自分自身と配偶者双方を責めることになる。耐えきれず、「離婚」がやってくる。

「死別退院」した子どもの両親に、このようなさらなる「悲劇」を招来しないために、「後介入」は必要である。

例えば、「子どもと死別した親の会」など、自助グループの活動等に加わるよう、勧める必要がある。できれば、子どもが入院していた病院の精神科や心療内科に「後治療」としてリファーする必要があるかもしれない。また、これまでの「つながり」を考慮すれば、子どもにメインに関わった母親に「後介入 - 後ケア」として通院してもらい、担当だったナースと子どもの「思い出」について話し合うことも、母親の「罪責感・罪悪感」を軽減するのに役立つと思われる。その際にも、また、後治療‐後ケアとして母親をはじめとする「子どもとの死別家族」やナースをはじめとしたさまざまな支援者にとって、リメンバリングは非常に「効果的」に使えるものとなる。つまり、子どもの死が主因で「危機」に陥っている家族に対し、その子どもが今の両親の姿を見たらどう思うか、聞くこと（子どもの視座を借りて両親間で生じている「問題」を見ること）を通して、一種の外在化と「反想的（＝リフレクティング的）内省」をはかり、夫婦間の関係を、今は亡き「子どもの視座」から見直すというものである。

以上に加えて、日常的に死別した子どもを「リメンバリング」していくことも母親に伝えていく。つまり、亡くなった子どもと折に触れ、「対話」することを勧めるのである。ときには（母親が思う）その子どもの「視座」から、今の母親や父親の「あり方」がどう見えるか、子どもに問うのである。それに対する子どもの「答え」と「思い」に耳を傾け、自分や夫との関係を（母親の思う「子どもの視座」を通して）反想的に／外在的内省で見直すのである。

こうして、亡くなった子どもは、再び家族のメンバーとして戻ってくる。

おわりに　断ち切られた者、終わらない歌を歌う

奈良美智《ならよしとも》という画家がいる。子ども（とりわけ少女）や犬などを題材にしたポップな絵や立体を作品とする。しかし、そのような題材だからといって、いわゆる「かわいい絵」とは言えない。なぜなら、それらのポップに描かれた少女たちの目は、一部を除いてどれも基本的に厳しく怒ったようにつり上がり、その視線＝まなざしは鋭く、ときには服装も顔立ちも髪型も少女であるにもかかわらず、手にはナイフさえ握っているのだ。攻撃的で残酷な雰囲気がその少女の絵には充満している。けれども、私はその絵の子どもたちに強く惹かれる（なお、現在の「少女の絵」は、奈良自身の心境の変化か、その「まなざし」は柔らかい）。

それは、子どもや少女に対してわれわれがもっている「ステレオタイプ」を、クリアに裏切っているからだ。子どもで少女とくれば「かわいい」に「決まっている」。そして、もちろん、期待される表情は笑顔だろう。加えて、無邪気で純真で……。

奈良美智の絵はそのような「期待」をもののみごとに裏切ってくれる。でもそこに醜悪さはない。あ

るのは、厳しく研ぎ澄まされて、おそらく子どもにとっては十分に理不尽で不条理な世界を、怒りとともに見据える子どもたちの目だ。それは澄みきった、純粋な「怒り」といってもいい。何か、事が起こった結果の、あるいは利益に反することをされた結果の、ではない。子どもたちの根源にあるような、自分が子どもであるかぎりどうしようもなく存在する、理不尽で不条理なものへの怒り。*

フィールドワークを通して、私は「見合っている」ことを何度も感じた。それは、子どもたちの背後にあって決して表立ったりするものではない。しかし、まるで背後霊のように子どもたちの向こうにあって、私に鋭い視線をあびせかけてくるもの。

ナゼ、アナタデハナクワタシガ、ナゼ、ホカノコデハナクワタシガ、コノビョウキニカカッテクルシミ、トキニハシンデシマウノダロウ。マダコドモナノニ。

---

* その少女たちのしもぶくれの顔とまなざし、着ている貫頭衣のスモックのような服装は、たちどころに小児がんを病む幼い少女を私に連想させた。まなざしを通して、彼らは「がん」と闘っている。まさしく、その絵の少女のようなまなざしで。とくに「Candy Blue Night」という作品の少女のまなざしと雰囲気は、非常に印象的だ。闘病している子どもの「本当の姿」を表しているように見える。

小児がんを罹患するという不条理と哀しみ。そして、怒り。それらがないまぜになって、怒りに縁取られながら、どこか放心したようにこちらを見つめている少女の瞳。口にくわえた青いキャンディが、私には、「青いお薬」に見えてならない。

「なぜ、私であるのか」という不条理・理不尽。それらへの「怒り」と「やりきれなさ」が子どもたちの向こうにたしかにある。

一見、秩序だった世界の向こうにあって、それらはうごめいている。かろうじてそれらが噴き出さないのは、母親と子ども、それぞれがそれぞれのベクトルでもって、どうなろうとも決してこの二者関係だけは「壊さない」ことを、すさまじく果たし合っているからだ。言い訳も理由もなく、全き、シンプルにその一点に向けて／向かって、子どもと母親はもののみごとに息の合った「関係」のダンスをする。

彼らのダンスに圧倒されて、「向こうにあるもの」の出番はほとんどない。

そう、ダンスだ。文字通り、関係を産出させ維持し、死んだあとにさえ、すさまじい「動き」の余韻が残るような、関係という振り付けのダンスを。社会的なダンスを。

人としての根源的な二者関係。その二者関係がまだ濃厚に残っているところでの、病による死からの「断ち切り」。

もちろん、病棟自体には、表向きには、死は存在しない。にもかかわらず、実際の死によって断ち切られた関係の「死骸」が、そこここによどんでいる。

ふと死がよぎってしまった個室の子どもの表情のなか。母親が子どものいないところで見せる涙のなか。疲れきった小児科医のがっくりと落ちた肩のなか。死んだ子どもの清拭に向かうナースの手のなか。

子どもたちは怒っている。まだ、この世に来てまもない。まだ、根源的な二者関係を味わってまもない。愛されたりない。愛したりない。生きたりない。

健常な子どもたちに当たり前にありすぎて、全く見えないもの。健康。あるいは心ゆくまで母親との関係を味わうこと。自分が生きているということ。これからも生き続けていくこと。未来を夢想すること。それに向かって実現していくこと。

それら全部が断ち切られることへの、すさまじい怒り。それががんで死に逝く子どもたちから実際に放射されることはめったにない。病気になって、死が近ければ近いほど、彼らは関係のダンスに習熟していく。守るために。

何を？　自分が子どもであることを。そのために母親がいることを。そして、この二者をつなぐ絆を。関係を。それらを守るために。なぜなら、それらが唯一、自分が短い生を生きてきた証を示し続けるものだから。自分の死後も母親の口を借りて。自分のことを思い出として話す母親の口を借りて。それを聞いた人の耳を借りて。このようにして人々につながりゆく記憶を借りて。

奈良美智の描く少女のまなざしは、まさしく、断ち切られた子どもの、静かな、激しい怒りの表情だ。現実には決して出てくることのない。

こうして私は、病棟で出会った子どもたちのことを、奈良美智の展覧会の会場で思い起こす。そうして、忘れることのない私の記憶は、ここまで書きつづった文章となって、読み手であるあなたにつながっていく。死んでしまった子どもたちの生きてきたひとつの証として。断ち切られた者が、ついぞ表すことがなかった怒りとともに。

いつまでも
そんなにいつまでも
むすばれているのだどこまでも
そんなにどこまでもむすばれているのだ
弱いもののために
愛し合いながらもたちきられているもの
ひとりで生きているもののために
いつまでも
そんなにいつまでも終わらない歌が要るのだ

（谷川俊太郎の詩「愛」[33]より）

死は、物理的には子どもと母親を断ち切った。
しかし、子どもとの関係は一体化した。母親の記憶となって。
あるいは私の記憶となって。こうしてあなたの記憶となって。

新版後書き

このたび、「機会」を得て、『小児がん病棟の子どもたち―医療人類学の視点から』を題名を一部変更して改訂・新版として遠見書房より再刊することとなった。

筆者の専門は臨床心理学、医療人類学を含んだ「臨床人類学」である。

この本は、この医療人類学的フィールドワークの視座、つまり小児がん病棟社会の維持と構成、そこでの関係展開の様相を、医療人類学の視座から見てきた。それがこの本のメインである。

今般、加筆新版として、もう一つの専門である臨床心理学の視座から、小児がん病棟社会における「心理支援」について章を設けた。いわゆる「身体疾患」における「心理支援」を教科書的に論述するのではなく、実際のフィールドワークにもとづいての心理支援の構想を、ナラティヴな視座から構想した。とりわけ、日本ではほとんど行われていない、子ども死別後の、両親に対する（グリーフワークを伴う）「後治療 - 後介入」として、ナラティヴ・セラピーの技法である「リメンバリング」導入の有効性を論述した。

さて、病棟社会は、通常の社会と同様、「言葉が飛び交う」社会であり、その言語の「やり取り - 営み」によって、社会が絶えず産出され構成され続けていく。人間社会ももちろんそうである。その意味で言語が社会を構成するという「社会構成主義」のスタンスに、いわゆる社会が、また、その社会の下位にあるさまざまな社会が、例えばこの本で描かれた「病棟社会」でも、きわめてよく「社会構成主義」の哲学的スタンスに合致する。すなわち、そこで「やり取り」される言語が不断に病棟社会を構成し続けるのである。

振り返ってみると、患児はそこでの他の患児との、医療従事者との、親との直接の言葉のやり取り、または、これらの人々同士の「やり取り・行動」を見ることによって、患児としてのアイデンティティを、自分のそれまでの健常な子どもとしてのアイデンティティの中に加筆していく。まさに言語が社会を産出し、自分を構成し続けるという「事象」を目の当たりにしたと、改訂新版の「後書き」を書きながら思っている。

「死ぬことを子どもが知らないこと」は、確かに死への「不安」や「恐怖」を喚起させないだろう。しかし、それが子どもにとって「良いこと」なのか、いまだにわからない。残り少ない日々を今後も「生き続けていくこと」を前提として構成される日々がいいのか？　あるいは「余命を教えない」までも、残り少ない日々を上記の「前提」なしに子どものしたいことをさせて過ごさせるのがいいのか？　後者は鋭い子どもには「自分の死が間近に迫っている」ことに気づかれてしまうという危惧のために、本書の「事例」でも、それは回避されることとなったが……。

小児がん、とりわけ、本フィールドワークの対象となった「白血病」など「血液のがん」に対する医療は日進月歩だろう。寛解率も抜群に上がり、治療成績も上がっていると聞く。また、五輪代表の水泳選手が白血病を公表し、その闘病の様子がメディアで伝えられるようになっている。白血病を取り巻く「医療状況／社会的状況」は、フィールドワーク時に比して（もちろん）大きく変化してきている。それに伴い、病棟社会を不断に社会として構成する「状況」もそれらの「影響」を受けて、変化しているのだろうと思う。取り巻く社会 - 医療状況の変化を受けて、あるいは家族の在りようの変化を受けて、現在はどのように病棟社会が構成されているのか、とても知りたいと思っている。

以上から、現在の小児がん病棟へのフィールドワークを行い、私の紡いだ物語の「その後」の物語を紡いでくれる医療人類学者の登場を願いつつ、新版の後書きを終えたい。

この本の編集を担当してくれた駒形大介氏には、心より感謝したい。最初の「読み手」として深く読み込み、この本を文字通り「育ててくれた」。

また、この本の初板本を17年後の2020年に「ひょんな縁」から読んでくださり、私に深く響くコメントのメールをくれた小森康永氏（愛知県がんセンター）にも感謝の意を表したい。小森氏はその後、初板本の「最初の書評」を（新版が加筆改訂されて出版されるという案内も含めて）「家族療法研究」に書いて下さった。

記してここに謝意を表したい。

「コロナ禍」の師走、これをまとめながら「死にゆくこと」と「生きていくこと」、双方の「営み」に深く思いを馳せながら

田代　順

文献一覧

(1) マイラ・ブルーボンド・ランガー（死と子供たち研究会訳、一九八九）死にゆく子どもの世界．日本看護協会出版会．
(2) 駒松仁子ほか（一九九一）小児がんの子どもと家族の実態調査（第一報）：両親・子どもへの病名告知について．小児保健研究、五〇巻．
(3) 西村昴三（一九九一）小児がん患児のトータル・ケア．日本小児科学会雑誌、九五巻．
(4) 藤原千恵子（一九八八）がんの子どもに病名を告げるか．看護ＭＯＯＫ、三〇号．
(5) 細谷亮太（一九九六）小児がんの告知と医療．小児科診療、五九巻．
(6) 木部則男ほか（一九八四）小児白血病のターミナルケア（２）患児の死の不安．厚生省・心身障害研究報告書：小児白血病の治療に関する研究．
(7) 斉藤礼子（一九八六）予後不良の小児の看護．小児看護、九巻．
(8) 池田文子（一九九四）がんで子どもを亡くした家族への福祉的アプローチについて．東洋大学大学院紀要、三一集．
(9) 才木クレイグヒル滋子（一九九九）闘いの軌跡―小児がんによる子どもの喪失と母親の成長．川島書店．
(10) 波平恵美子ほか（一九九〇）文化人類学的研究方法の活用．看護研究、二三巻．
(11) 見田宗介ほか編（一九九四）〔縮刷版〕社会学事典．弘文堂．
(12) 前掲：闘いの軌跡．
(13) 同書
(14) 前掲：死にゆく子どもの世界．

(15) 前掲：闘いの軌跡．
(16) 同書
(17) 細谷亮太（一九九一）小児がん患者のターミナルケアとデスエデュケーション．ターミナルケア、一巻．
(18) 前掲：死にゆく子どもの世界．
(19) B・G・グレイザー／A・L・ストラウス（木下康仁訳、一九八八）死のアウェアネス理論と看護―死の認識と終末期ケア．医学書院．
(20) 前掲：死にゆく子どもの世界．
(21) 細谷亮太（一九八九）悪性腫瘍の患児とその家族への関わり方．小児看護、一二巻．
(22) ハーバート・ブルーマー（後藤将之訳、一九九一）シンボリック相互作用論―パースペクティヴと方法．勁草書房．
(23) S・マクナミー／K・J・ガーゲン編（野口裕二／野村直樹訳、一九九七）ナラティヴ・セラピー．金剛出版．〔二〇一四、遠見書房にて復刊〕
(24) 浅野智彦（二〇〇一）自己への物語論的接近―家族療法から社会学へ．勁草書房．
(25) ヴィヴィアン・バー（田中一彦訳、一九九七）社会的構築主義への招待―言語分析とは何か．川島書店．
(26) 上野千鶴子編（二〇〇一）構築主義とは何か．勁草書房．
(27) Foucault, M.（一九八〇）Power/Knowledge: Selected Interviews and Other Writings, 1972-1977. Pantheon.
(28) 前掲：死にゆく子どもの世界．
(29) 前掲論文：悪性腫瘍の患児とその家族への関わり方．
(30) 岸本寛史（二〇一五）緩和ケアという物語―正しい説明という暴力．創元社．
(31) 田代順（二〇〇八）がんの子どもの母親支援―ナラティヴなグループ・アプローチとコミュニティ心理学的視点を通して．臨床心理学、八巻．

(32) ロレイン・ヘツキ、ジョン・ウィンスレイド（小森康永／奥寺光訳、二〇〇五）人生のリメンバリング—死にゆく人と遺される人との会話．金剛出版．
(33) 谷川俊太郎（一九八九）うつむく青年．サンリオ．

資料２　ナースインタビュー項目・回答概要
（本論文内容に密接に関わる項目でナースの回答が多数だったもの）

①病棟における病名告知の状況
＊医師は、病名告知をしても、「予後／見通し」には決して言及しない。
＊患児自身から「病名」を聞かれたことはない。
＊「病名を教えようか」と言う医師の発言に対して、「聞きたくない」と逃げてしまう患児。
＊医療者が思っているほどには、患児は病名を重くとらえていない様子。

②印象に残った患児
＊親の患児への対応に、患児が合わせているのが、印象的。

③この子も病棟になじんで、患児になったと思われる行動／言動
＊日ごろの治療の真似事をするようになる。
＊マルク、ヘパロックなどの医療用語が日常会話の中にどんどん出てくる。

④死に関する言動
→自分自身の死について
＊ほとんどの患児は、言及しない。
→他患の死に関して
＊死に関して、直接言及してきたことはない。

⑤親が導入する民間療法について
＊千羽鶴、お守りとお札、健康食品、宗教的対応など。

⑥親子関係の印象
＊患児とべったりの親子関係が多いという印象。
＊母親も、ひたすら患児と一緒にいることだけが重要になってくる印象。
＊自分でできることも母親にやってもらう／母親がなんでもしてあげる印象。

本書は、『小児がん病棟の子どもたち—医療人類学の視点から』（青弓社、二〇〇三）に第９章・第10章を新たに加え、再編集したものです。

著者紹介

田代　順（たしろ じゅん）

国際基督教大学大学院・教育学研究科（教育心理学専修）・博士前期課程修了（臨床心理学専攻）。

成城大学大学院・文学研究科（コミュニケーション専攻）・博士後期課程所定単位取得後退学（臨床コミュニケーション専攻）。

文教大学女子短期大学部，岩手大学等を経て，現在，山梨英和大学人間文化学部・大学院教授。

公認心理師，臨床心理士，精神保健福祉士。

現専攻：1）臨床ナラティヴ・アプローチ（リフレクティング，リメンバリング，解決志向リフレクティング）

2）臨床人類学ー精神誌作成

〈フィールドワーク〉
小児《しょうに》がん病棟《びょうとう》の子《こ》どもたち
医療人類学とナラティヴの視点から
2021年3月25日　初版発行

著　者　田代《たしろ》　順《じゅん》
発行人　山内俊介
発行所　遠見書房

tomi shobo 遠見書房

〒181-0002　東京都三鷹市牟礼6-24-12
三鷹ナショナルコート004号
TEL 0422-26-6711　FAX 050-3488-3894
tomi@tomishobo.com　https://tomishobo.com
遠見書房の書店　https://tomishobo.stores.jp/

印刷・製本　太平印刷社

ISBN978-4-86616-114-3　C0011